Breath Perception

每 一 天 的 呼 吸 冥 想 練 習

紓解壓力，重拾健康、正念與平靜

Dr. Barbara Ann Kipfer

百萬暢銷書作家　芭芭拉・安・姬芙博士——著

張怡沁——譯

用 呼 吸 觀 照 你 的 人 生

才看了前言，就深深的愛上這本書。

呼吸是連結心與身體的橋梁。

我記得當時懷孕時，我簡直嚇到快後空翻，不敢想像我的生命將會進入一個什麼樣的狀況！我突然想起瑜伽教我的，透過呼吸觀察你的心。

我安靜下來，專心呼吸……才第二個呼吸，我就感覺到我的心有一顆大大的太陽照著！我看到自己的心好開心！原來我的內在已經準備好進入下一個階段，但我的腦子還留在過去。

這是呼吸對我的影響，之後，呼吸法在我的教學占很重要的位置。

很開心有一本書專為呼吸法而寫，呼吸本身就具有療效與啟發潛力的功能。當你開始讀這本書，恭喜你，你的生命也將開始變得更好，更接近你想要的人生。

祝福你，在呼吸裡，看見真實的自己。我也要來好好讀這本書了。

丁寧 Tiger（本文作者為知名藝人、「做瑜珈」老師）

推薦序 ————
發現呼吸的療癒力

我在美國德州心理諮商研究所任教，以及提供整合式呼吸心理治療訓練已有十多年的經驗了。這些年來，不同的治療技巧在諮商領域中起起落落，熱門一時的偏方，常在新鮮度過後，就失去了人們的注意力而不了了之。但是，藉由呼吸經驗得到療癒效果的人，不論時空的轉變，都能很肯定的相信呼吸的療癒力。

人類的智慧在幾千年前就領悟到了呼吸的療癒力。東方的氣功、禪坐，瑜伽；西方的薩滿（Shaman）、施洗（Baptism）儀式……許多與宗教心靈信仰相融合的古老療癒法都應用了呼吸。所有熱中各式運動與音樂的人也都能清楚的指出呼吸對他們的影響。一個缺氧的身體，無法提供清晰的思路，手眼協調度容易失序，對疾病的抵抗力降低，加速老化的速度……相反的，如果我們能有意識的藉由呼吸為身體充氧，思考與決策力、協調與平衡感、抵抗力與身心靈的平衡都能得到輔助。

現代人匆忙的生活模式，造成許多人閉著氣日復一日的坐在辦公室與時間賽跑。長期淺短呼吸的習慣為我們帶來了許多的「現代病」。心臟病、高血壓、肥胖症、各式癌症與疼痛 —— 生病後，持續缺氧的身體，康復力也相對微弱許多。許多中外的醫生會告訴他們的病患，外出去活動身體。當我們活動身體時，呼吸會自然而然加深，為身體充氧，進而增加康復力。《每一天的呼吸冥想練習》

這本書提供了許多在日常活動中隨時可做的呼吸練習。有心的讀者如果能持之以恆的每日練習一個五分鐘的小活動，可以在短期內感受到身心靈平衡下來的好處。

周文玫博士

（本文作者為美國德州 University of Mary Hardin-Baylor 心理諮商研究所、婚姻及家庭心理諮商系執行主任，美國婚姻與家族治療學會督導，「整合式呼吸治療」講師與督導、催眠心理治療師）

從 覺 知 到 融 入 的 呼 吸 法

呼吸就是生命，生命的最大值就是永恆與無限。呼吸有兩個口，呼吸的進階稱為吐納，吐納只有一個口，吐納的再進階就稱為息，息就是自心，心的世界就是宇宙一切氣息的生命，你的心念就是你的世界。當一個人的身心息能合一時，就能啟動個體小我和宇宙大我的連結，從覺知的呼吸到心靈融入的呼吸，你就是生命的實相。

芭芭拉·安·姬芙的《每一天的呼吸冥想練習》一書提供了我們數百種簡易且有用的呼吸法，非常值得練習。

邱顯峯

（本文作者為喜悅之路靜坐協會前理事長／《哈達瑜伽經》中文譯註者）

目 錄
contents

推薦序：用呼吸觀照你的人生／發現呼吸的療癒力／從覺知到融入的呼吸法
前言

01 覺知

02 專注

03 慈悲

04 正念

05 微笑

06 放下

07 當下

08 寧靜

09 放下

10 平和

11 療癒

12 覺醒

13 真我

前言

在這個步調緊湊，科技驅動的社會，很多人都忘了找時間好好呼吸。這本書就是要鼓勵讀者放慢腳步，變得更有覺知。藉著每天吸進與吐出的一萬四千次以上的呼吸，找回自我覺察，很快就能感到更加的快樂。

本書提供了解呼吸和確實呼吸的指南，呼吸是獲得身心健康的有效工具，不只緩解壓力，還能增加活力、改善睡眠模式、強化專注力、促進新陳代謝。

書中收錄了二六○個簡單的呼吸練習，以及一一四則智慧語錄，主題遍及禪學與接受等哲理，希望能強化讀者對呼吸的認知。本書藉由按部就班的引介每一種呼吸技巧，讓讀者容易遵循，並將本書當作是身心靈發展路途的良伴。

呼吸陪伴你一生，而且自始至終都「免費」，但一直到最近幾年間，我們才開始懂得，呼吸是實踐正念的重要工具，能幫助你專注，作為冥想的焦點，也是獲得健康的可行辦法。

同樣的，微笑不過是一瞬間，同樣免費，隨時可得。我們都聽過一行禪師那耳熟能詳的提醒：呼吸時保持微笑。呼吸背後有許多課題，而現在我們開始傾聽。微笑同樣能帶給我們許多禮物。

本書能陪著你探索呼吸，帶著你利用呼吸，讓呼吸成為改善身體與心理健康的工具。我們有時把呼吸當成理所當然，沒有「確實利用」呼吸，因此許多人不太懂得呼吸技巧若是正確，其實能滿足特定的需求，像是減輕壓力，改變新陳代謝，並增加我們的精力與活力。

呼吸與健康

呼吸是動物（與植物）維生的必要方式，但我們從來不必思考如何呼吸。我們的呼吸系統自動從空氣中吸入氧氣，送入體內循環，燃燒你攝入的食物，然後產生二氧化碳，再經由吐氣排出。肺臟是儲存氧氣的區域，並且將氧氣送入血管。成年人平均每分鐘吸氣與吐氣十五至二十次，睡眠與休息時的呼吸次數會更少；兒童的呼吸可能比成人稍快一些。但是，我們知道這些就夠了嗎？

儘管自動呼吸讓我們得以維繫生命，但也讓我們養成了某些無意識的壞習慣，讓呼吸受限或被打亂，碰到壓力時往往會有如此反應。呼吸影響所有身體系統，甚至包括睡眠（呼吸暫停和打呼）、記憶力和專注力，還有我們的活動力。

深呼吸能帶來實際的療癒效果。焦慮緊張時，體內會充滿「戰或逃」的荷爾蒙，而放慢而專注的呼吸，可以扭轉這些荷爾蒙帶來的

傷害。腎上腺素和正腎上腺素會提高心跳速度和血壓，在體內產生有害的自由基。

但隨著每次刻意加長的吸氣和吐氣，你就能打破日常思考慣性，釋放生活的恐懼和壓力，於是壓力荷爾蒙的分泌減少，擴張血管的一氧化氮分泌增加，於是就能降低血壓。同時新陳代謝也減緩，減少自由基產出。

本書可以幫助你提升呼吸品質，甚至控制呼吸狀態。書中有上百種方法，不需要太複雜的策略也能處理壓力問題、精神委靡、注意力渙散，以及睡眠品質不佳等困擾。

你甚至可以透過各種非常簡單的呼吸練習來解決新陳代謝和體重問題。怎麼辦到的？只要增加你吸入的氧氣，就能幫自己有效釋出二氧化碳和氫氣。光是如此就有助於減少多餘脂肪的儲存。

當前對呼吸與心理、生理，及靈性的關係與發展的關注愈來愈高，本書正好可以解答這些問題。你可以從本書學到如何察覺內在能量，以及頭腦和身體的結構，接下來就能得到靈性的成長，甚至療癒的力量。

正確的呼吸

很多人的呼吸方式都不正確。學習完整而深層的吸氣與吐氣,這個有益的技巧能伴隨你一生。一個回合的完整呼吸,能將維生的氧氣徹底分送到身體每個角落,清除二氧化碳等廢氣,活化脊椎及內臟。許多人都是採取「胸式呼吸法」,這表示我們習慣從胸部啟動呼吸,這是不健康的模式。如果你慣於只用上胸呼吸的模式,就會過度使用頸部及上半身的肌肉,忽略了橫膈膜。

但是劇烈運動和緊急狀況時,你需要啟動橫膈膜的肌肉,將更多空氣送入肺部。頸部與上身肌肉不像橫膈膜,它們較容易疲乏,那麼你就會感到焦慮疲憊。

學習呼吸的初期階段之一,就是了解橫膈膜深層呼吸法。當你吸氣時,橫膈膜收縮往下延展,產生真空並將空氣帶入。吐氣時橫膈膜回到原本的弧形,將空氣推出體內。

一旦你知道如何利用橫膈膜,就會發現橫膈膜呼吸能同時注入能量,也能幫你放鬆。一個有效運作的身體,一生都會採用如此的呼吸方式。橫膈膜呼吸能啟動上半身,並且創造完整且深度的呼吸模式。

仰臥並彎曲膝蓋或伸直雙腿，雙手放在肋骨末端，每次吐氣末了時中指指尖互碰。肩膀放鬆往下，遠離耳朵，吸氣時，盡量不要聳肩，讓肩膀保持向下放鬆。

脊椎伸長，保持中立，這是脊椎的自然位置，並且保持脊椎的自然弧度。如果你採取坐姿，感覺體重穩穩落在兩邊坐骨，頭部往天空方向浮起，喉嚨保持打開放鬆。

透過鼻子慢慢吸氣。讓空氣流入你的胸腔，沿著脊椎往下，擴大你的身側與肋骨下方、橫膈膜、後背，和骨盆。讓這個深吸氣將你的腹部稍微往外推一點。吸氣時胸腔會跟著擴張，但是放鬆，讓肋間保持原來的形狀。

吐氣的順序則相反。先讓腹部下沉，接著是上腹。讓肋骨內收，然後一面讓胸部下降，一面將氣完全吐光。從頭到尾保持平靜和放鬆；絕對不要勉強。如果你感到壓力或急躁，請先停下來，讓呼吸回復正常。

熟悉並練習好好呼吸，再開始閱讀本書。先做這個呼吸練習將有助於你進入書中的所有練習。請記住，一個小小的微笑也有助於放鬆面部肌肉，並幫助您充分呼吸！

01

覺知

01 ————
基 礎 呼 吸 冥 想

採取你覺得舒服的任何坐姿。
輕輕閉上雙眼。
慢慢放鬆身體，讓身體重量逐漸交給坐墊。
放下一切，臣服在這段無為的冥想中。

保持敏銳，聆聽自己的呼吸。
從鼻子吸氣與吐氣。
感受空氣從鼻孔進入，由鼻孔出去。
感覺胸口與腹部的起伏。
讓你的注意力放在清楚感受你的呼吸。
專注在這裡。
跟隨呼吸。
讓每個呼吸自然發生，沒有控制或勉強。
感受每次呼吸之間的空隙或停頓。

腦子會開始思索。
這是個慣性。
將每個思緒看作是行經的火車。
看著它，覺察它，放下它，然後回到呼吸。

不論你有多少次被思緒帶走，也不管你被帶走多久，

一點都不要緊。
重頭開始，再次將覺知帶回呼吸。
這是你的練習。
你在強化正念的狀態。
覺察到整個吸氣與整個吐氣，
這是莫大的成就。

如果感受到身體的騷動或疼痛，請同樣照做。
看著它，覺察它，但不要糾結在其中，放下它，
然後回到呼吸上。

在這二十分鐘裡，讓注意力跟隨呼吸，
如果你的思緒飄走，請停下來，再次回到呼吸。

慢慢睜開眼睛之後，請試著將這份覺知與正念，
帶進你下一步要做的事情上頭。

提醒：接受
將目標放在注意思緒的起伏，鼓勵自己接受你那浮動的心智，盡可能平靜的回
到自己的呼吸裡。

02 —————
數 息 法

這個呼吸方式很常運用在調和身心的練習。目標是在心底持續數算你的呼吸，避免讓升起的思緒打斷你。

坐在蒲團或是椅子上，選擇你感到舒服的方式，輕輕閉上雙眼。

隨著你的吸氣與吐氣，開始數你的呼吸。最簡單的方法是吸氣數一，吐氣數二，從一數到十後，再從頭開始數。

你也可以將吸氣與吐氣算作一回合，接著是第二回合，如此這般。

或許你會數到一半分神接不下去，並感到沮喪，那麼請先從五分鐘的數息開始，再逐漸延長時間。記得你是在提高專注力與正念，這是培養這些重要特質的美妙練習。

03 ————
放 鬆 的 基 礎 冥 想

找個舒適的地方躺下，但不要過度舒服而產生睡意。讓兩隻手臂放在身側兩邊，掌心朝上。雙腿應該稍微分開，放鬆倒向兩邊。雙眼輕閉，感覺你的整個身體，特別是接觸支撐躺姿的整個背部。

跟隨你的呼吸，注意力放在氣息進出最明顯的部位，也許是兩邊鼻孔。

然後將覺知帶到你的雙腳。動動你的腳趾，彎曲並放鬆腳底板，釋放那裡的所有緊繃感受。

接著把覺知帶到小腿，稍微繃緊小腿肌肉，再慢慢放鬆。

然後輪到你的大腿。再下來是你的兩邊臀部。

將覺知帶到你的下腹，想像所有緊繃慢慢消失，而腹部保持敞開柔軟。繼續跟隨並觀察呼吸。把覺知帶到上腹，以及肋間，感覺那個部位敞開，放鬆。

然後同樣在你的胸腔與脖子喉嚨重複這個步驟。

將覺知帶往你的肩膀。感覺肩膀的沉重逐漸消散，往身後下沉。

接下來在你的上臂，下臂，都重複這個步驟。

動動你的手指，彎曲手指然後放鬆伸展，釋放所有的壓力。

現在將覺知帶到頭部與臉部。感覺那個部位的緊張，再讓這些緊繃消散，沉入後腦底下的平面。

感覺現在身體每個部位的平靜。當你從腳趾開始掃瞄到頭頂，並且察覺到某個部位的緊繃，請用意念將那個部位放鬆。

掃描完身體的每個部位之後，再回到你的呼吸，持續十分鐘。

現在慢慢的動動你的手指與腳趾。開始伸展手臂與雙腿。緩緩睜開雙眼，慢慢回到坐姿。

試著將這份覺知與正念，帶進你下一步要做的事情上頭。

提醒：行動
請注意呼吸調性的持續變化，感恩空氣的流入及流出。接受每次吸進來的氣息，當作是開始，也接受每次的吐氣，當作是放下。

04 ————

基 礎 行 禪

行禪是個簡單的練習,目的是學習帶著覺知行走,運用行走間的自然移動來培養正念,安住當下。

選擇一處你方便來回走動的地點,室內或室外皆可,但起碼要能走十到三十步。你可以用自己的速度試試看,找出最能讓你安住當下的速度。你可以隨意決定這個練習的時間長短。

首先,將你的雙腳穩穩踩在地上。兩隻手臂輕鬆下垂。暫時閉上眼睛,讓自己專注,做幾個深呼吸。感覺自己站在地面,感受兩個腳底板穩穩壓在地面。品嘗站立的感覺。接下來請睜開雙眼,專注當下,保持覺知。

開始緩慢行走,步伐輕鬆而莊重。

仔細體會踏出的每一步,像是抬腿,將腳舉起離開地面,同樣帶著覺知,將腳放回地面。

放輕鬆,每一步都能自然而輕鬆的踏出,每一步都保持正念。

你的思緒會飄走許多次,就像靜坐時一樣。如果注意到思緒浮動,只要認知這個事實,再回來感受下一個踏出的步伐。不論你是分心

了一秒，還是十分鐘，只要承認這件事，再將覺知帶回到下一個步伐。

來到路程的中點時，請暫停半晌，再次集中自己，小心的轉過身。暫停下來並讓自己對踏出回程的第一步保持覺察。

光是走路就好，保持完全在當下，完成後半的行程。

回到終點後，請暫停一下。

試著將這次正念的狀態帶進你接下來的活動裡。

你可以利用行禪來靜心並讓自己專注，增進身體內在的正念。你還能將行禪練習帶到出門購物，在街上散步，或是走去開車的時候。這個練習讓你單純享受走路這件事，不再像以前一面走一面思考或計畫下件事。

提醒：憤怒管理
與情緒當好朋友。也跟你的困惑與負面情緒為友，當憤怒等情緒升起時，對自己微笑，在心底說，「憤怒又來了。」

05 —————
放 鬆 的 姿 勢

這也稱為攤屍式。你可以拿一條瑜伽墊，或是在地板鋪上毯子，或在床上、沙發上等，任何你覺得舒適的地方。在後腦勺墊一條折疊毯或薄枕頭，或許能讓你在姿勢中感到更舒服，讓背部更放鬆。

躺下並閉上雙眼。雙腿放鬆延伸，兩腳距離約六十公分，往左右自然打開。手臂也自然延伸，掌心朝上，在身體兩側放鬆。

放鬆雙腳、小腿、大腿、骨盆、臀部、下背部，放鬆腹部、中背與上背部、胸部、肩膀，放鬆手臂、雙手、脖子。讓雙眼在眼窩裡鬆弛，感受臉部肌肉與頭顱變得柔軟放鬆。

在心裡掃描身體，找出緊繃的部位，如果有任何部位處於緊繃狀態，請先繃緊再將它放鬆。讓自己往地面融化。將氣吸進腹部，每次吐氣時，感覺身體的重量又更深的沉向地板。

專注在呼吸上。享受地板給你的支撐。如果思緒開始飄移，再回到呼吸上。

整個放鬆的過程持續五分鐘（如果是練習完瑜伽，請加長到十分鐘），接著再一個深呼吸，睜開雙眼，慢慢回到坐姿。

06 ————————
左 右 鼻 孔 交 換 呼 吸 法

採取坐姿，雙眼閉上，右手食指與中指按住右手心。右大拇指按住右鼻孔，從左鼻孔吸氣，數八拍。

用右拇指按住右鼻孔，右手無名指按住左鼻孔，暫停呼吸，依照你覺得舒服的程度來決定止息的長度。

放鬆右拇指從右鼻孔吐氣，同樣數八拍。

左邊重複做一次。繼續交換鼻孔呼吸，一個完整的回合包括左右都完成吸氣與吐氣。做十到二十個回合。

提醒：欣賞自然
在大自然裡散步時，你可以保持微笑，招呼你看到、聽到，及接觸到的一切事物。碰巧踏上一塊圓石，請對它微笑。對天空、樹木、輕風等微笑。帶著微笑，你可以更清楚的感受呼吸與你的步伐。

07 ————
呼 吸 覺 知 練 習

坐著工作時，可以加入一行禪師的覺知練習：

我正在吸氣，我注意到，我正在吸氣。我正在吐氣，我注意到，我正在吐氣。

我正在吸氣，我覺察到全身。我正在吐氣，我讓全身輕安。

我正在吸氣，我知道我活著。我正在吐氣，我了解活著的喜悅。

我正在吸氣，我擁抱不舒服的感覺。我正在吐氣，我讓不舒適的感覺安靜。

我正在吸氣，我深入凝視恐懼。我正在吐氣，我將自己從恐懼解放。

我正在吸氣，我觀察一朵花。我正在吐氣，我思考花的無常。

我正在吸氣，我看著一個慾望的標的。我正在吐氣，我看到慾望消逝。

這樣重複五分鐘，或是更長的時間，直到你感受到平靜與覺知。

08————
打 開 意 識 的 大 門

當你打算離開家、辦公室，或某個房間，請帶著意識走向門。

做三次深呼吸。

需要的都帶了嗎？走出大門，走進世界，睜大雙眼並帶著微笑。

提醒：欣賞身體

你應該盡量找到一些方法來控制自己的基礎肌肉運動以及身體功能，像是不安躁動，咬指甲，搔抓，以及其他應該由心智控制的緊張習慣。通常，你沒感受到搔癢但卻搔抓，也極少注意到啟動身體動作的背後意圖。你要試著對身體動作與功能保持正念。

09 ————
跟 著 音 樂 呼 吸

打開適合坐下聆聽的音樂,設定重複播放,採取舒適的坐姿。

聽音樂時,跟隨呼吸,保持長而輕盈的吸吐,覺察音樂的流動與情感,平均的呼吸。跟著氣息走,感受最敏銳的地方,這往往會落在你的鼻尖。

享受悠揚而舒緩的美麗樂聲,無需語言,只有溫和的樂器演奏。利用這個練習,幫助你在忙碌生活中小憩一番。

提醒:藝術
藝術同時存在於藝術家與藝術作品中。作品傳達了藝術本身,而欣賞者則接收了藝術的影響。這種影響帶來的崇高感受與轉化過程,不只是經由藝術家的雙手,也來自藝術家本身的修為思想。藝術作品主要的功能是靈性溝通的媒介。藝術創作是冥想的魔幻形式。

10 ————
坐 姿 呼 吸 伸 展

請以舒適的坐姿來進行呼吸伸展，可以選擇坐墊或是椅子。

閉上雙眼，專注呼吸，吸氣時將氣息送進身體前側，同時雙手往兩邊延伸，高舉過頭，接著吐氣，手臂放下。這是太陽呼吸法。

接著將氣息送進身體後側，也就是將專注力放在後背，想像那裡充滿氣息，同時雙手高舉過頭，接著吐氣，手臂放下。

現在將氣息吸到右邊身側，右手臂高舉過頭。吐氣時放下手臂。

最後將氣息吸到左邊身側，左手臂高舉過頭。吐氣時放下手臂。

四個步驟重複十次，或是持續做一段時間，像是十分鐘。

11 ————
原 子 視 覺 化

採取坐姿,閉上雙眼。

吸氣時,暫停半晌,感受並觀想數十億的空氣原子浸潤在你的血液裡,讓血流帶著養分與能量,送給每個細胞,送到身體的每一束纖維裡。

吐氣時,暫停半晌,觀想你的意圖與想像所帶來的力量,讓你獨有的祝福充滿了每個原子與分子的能量束。

觀想每個呼吸都送出祝福,送給世上正在呼吸的無數生靈。

持續練習十分鐘,或更長的時間。

12 ———
慈 心 呼 吸 法

你希望得到快樂,對吧?利用呼吸,只要專注在保持仁慈,光是對這口呼吸毫無條件的仁慈。深吸氣,再深吐氣。

重複五分鐘。這能讓你感到更平和,更快樂。

不論周遭情況如何,心裡帶著仁慈,每件事都會自行理出頭緒。

深呼吸能淨化排除雜質,用氣(prana)來重新調整你的內在,「氣」是連結宇宙元素的能量。

完成這個練習之後,做一個深呼吸,帶著慈心進入生活。

13————
指向自己

坐在黑暗的室內，或是在夜晚的室外。觀察你的呼吸，在哪一點給你最強烈的感受。像是「我要用手指指著自己」，然後再指向相反方向。

觀想你離開自己的肉身。看著自己沐浴在月光下、在空氣中、在宇宙間。保持微笑，將雙手放在膝蓋上，但持續在心裡將手指指向外，指向宇宙。每個人與每件事物都相互連結。

持續深長的吸氣與吐氣，觀察自己的呼吸，練習十到二十分鐘。

14 ———
頭 顱 光 明 呼 吸 法

首先坐直，吸氣時將腹部充滿。

從鼻子吐氣數次，每次都快速腹部用力往內縮，朝脊椎方向拍打。

接著吸氣，讓氣息自然充滿肺部。整個回合重複十到二十次。

提醒：堅定

你或許隨時都在創造衝突而造成自己的不安全感。比方說從控制與權力的角度來看待自己與外界的互動，試圖展現控制，達到自己的目的，從沒想過或在意旁人。你也可能帶著敵意或侵略的態度，沒能察覺到別人怎麼看你。你說話的用詞及語氣可能十分傷人。你可能態度粗魯挑釁，麻木不仁，把所有關係都看作是權力鬥爭，試圖取得主導地位。你讓周遭都感到不快，但其實不必如此。這不過是選擇回應方式，而不是被情緒反應牽制，你可以改變自己，讓大家都快樂。

15 ————
電 視 廣 告 呼 吸 法

看電視時,到了廣告時間請轉靜音,跟著呼吸並讓覺知扎根在當下。深深吸氣,再深深吐氣。讓看電視這件事也能帶著一點主動性。

另一種方式是,起身並四處走走,看向窗外等等。在屋子內走動時同樣跟隨呼吸。利用這個安靜時刻找到自己的中心。

提醒:關心
付出關心是愛最純粹的表現。警醒、反思、觀察,帶著謹慎與關心來進行。你覺得有哪些事情值得關心?你會將寶貴的時間用在哪裡?你應該對自己做的事情以及為何而做時時保持覺察。

16————
正 念 洗 碗 練 習

在洗碗時練習正念呼吸，讓這段時間充滿愉悅與意義。正念呼吸是專注在單一而飽滿的呼吸上。請注意，如果你一時分心沒注意呼吸，那麼請再把專注力帶回自己單一而完整的呼吸上。

不要催促自己，否則洗碗這段時間就白費了。

練習正念呼吸時，請對周遭保持傾聽、注視、感受與嗅聞。

問問自己，我在做什麼？

這能幫你改掉倉促行事的習慣，帶你重新專注當下。

對自己微笑，告訴自己洗碗是這輩子最重要的工作。

如果念頭讓你分心，你需要正念呼吸來打斷紛飛的思緒。

利用正念呼吸，深化與當下此刻的連結，特別是你常常進入自動導航狀態的活動。培養對手邊一切事物保持覺知的習慣。

17 ————

勝 利 呼 吸 法

找到舒適的坐姿。勝利呼吸的方法是，深深從鼻子吸氣，讓氣息輕輕摩擦過喉頭後方。

在吸氣的末了短暫停頓。

接著吐氣，保持嘴巴閉上。你的氣息應該有如海潮般的耳語，或像電影「星際大戰」的黑武士發出的聲息那般。

保持嘴巴閉著，繼續練習，大約十到二十個回合。

提醒：保持覺醒

培養慷慨大方、耐心、信心以及其他美德，是靈性覺醒的起點。覺醒就是找回你出生時自有的美好自由。隨年歲漸長，你逐漸生出另一個與真我分離的錯覺。覺醒就是了解到萬物相互連結，相互依賴，從中找回本我的自由。

18————
更 深 入 的 呼 吸 練 習

這個練習隨時可做。吸氣時將胸腔完全擴張,感覺肺部容量已經充滿,再溫和的多吸進十分之一的空氣,不要太勉強。

然後吐氣,感覺肺部氣體完全清空後,再多吐出十分之一的濁氣。

這個方式是訓練自己用橫膈膜呼吸。橫膈膜呼吸法、腹式呼吸、腹部呼吸,或深度呼吸都是以收縮橫膈膜的方式進行。橫膈膜是一片位於胸腔與腹腔間的水平肌肉。用這種方式吸氣時,空氣會進入肺部,腹部會擴張。這種深度呼吸的差別是腹部擴張,而非胸腔。有些人認為這是比較健康的呼吸方式,也是有用的輔助與另類治療。

練習橫膈膜呼吸法具有療癒效果,練習得夠多,就會內化成自然的呼吸方式。一開始的目標是五分鐘,再慢慢加長到十五分鐘。

19 ─────
光 的 保 護 冥 想 法

如果你感到脆弱、膽怯，或是需要一點保護，這是非常好的練習。

先搖一搖，動一動，擺脫身體壓力，再讓自己找個位置放鬆。自然呼吸，鼻子吸氣，嘴巴吐氣。

想像藍白色的光，像一個大泡泡籠罩著你。泡泡裡的你很安全，裡面充滿了閃閃發光的保護能量。這個泡泡跟著你移動，裡頭非常柔軟舒適，外頭堅固，能夠阻擋所有讓你焦慮的事物。一切的煩憂都無法接近你。

待在泡泡裡的你，請專注在呼吸上。自然的從鼻子吸氣，從嘴巴吐氣。觀想藍白色的光，跟隨你一吸一吐，進出並浸潤你的毛孔，這些閃亮的光為你注入力量與能量。

讓泡泡包圍你，直到所有壓力消散，而你覺得安全安心，再慢慢送走這些光。至少持續十分鐘。

20

錯 誤 理 解 呼 吸 法

錯誤的認知,或說誤解,也是錯誤的信仰、理念,或對某事物的錯誤解讀。

靜坐閉上雙眼,溫和的吸氣與吐氣,讓氣息自然從鼻子進入,從口中吐出。

現在,啟動專注力,在你的誤解或毫無根據的假設與無知中看見憤怒的根源,一面吸氣。

吐氣時,對自己的誤解與無知微笑。

持續探索令自己困擾的所有誤解,繼續這個練習十分鐘。

提醒:覺察

不要誤以為自己就等於當下的心智狀態,或現在經驗的事件,讓這些狀態與經驗穿過你的覺察,不要攀附。不批判的覺察能看到事物的實相,並且放下。把這些當作過程,你視為「你」的一切情緒,其實跟你的關係並不大。

練習隨想 memo

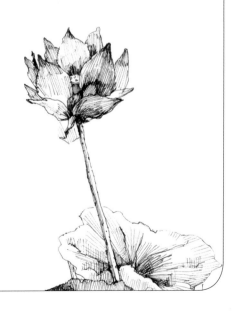

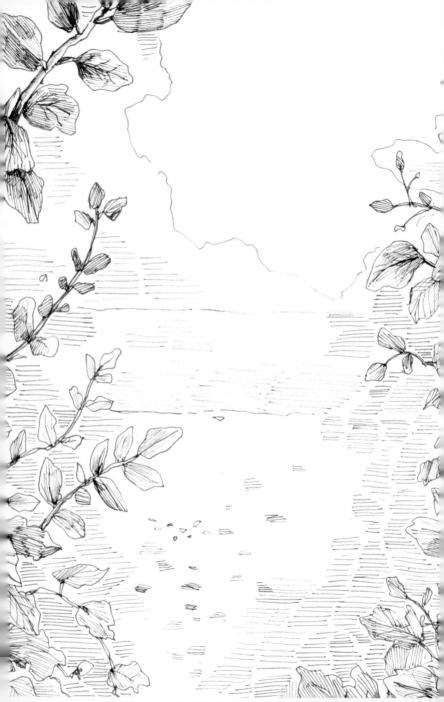

02

專注

01 —————
工 作 會 議 呼 吸 法

如果你要參加許多工作上的會議，請用一張小卡寫上「呼吸」兩字，放在視線可及之處。

只要你開始感到煩躁、無聊、不安、焦慮，或無法專注，請看著這張卡片，停留在當下並保持呼吸。

安靜的深吸氣，從鼻子吸進，由嘴巴吐出。重點是要專注在你的呼吸上。

提醒：平衡
想想輪子的輪軸或中心點，這是讓輪子固定，並且決定輪子能夠平衡轉向與加減速的關鍵。試試這句肯定語：我棲息在寧靜與優雅中。我感到平靜、充實、快樂。我棲身在自己的寧靜中心，感到平衡。重複這句，並且真心相信。

02 ————
慈 悲 呼 吸 法

看到有人因憤怒而受苦時，請做這個練習。

吸氣時，感受那位憤怒者的痛苦，保持慈悲。

吐氣時，祝福那位憤怒者的痛苦減輕，放下所有怒氣。

重複五分鐘。

提醒：美
美存在一切平凡事物中。在平常中見到美，也在美中見到平凡，這是禪的生活實踐。靜坐冥想能改變你對壓力的反應，消除你對自己的反應，因為你開始看到事物的本質原來是美好的。你會開始欣賞宇宙的美好與奇妙。

03 ————
學 習 呼 吸 法

呼吸法（pranayama）是控制呼吸的正統練習。這原本是梵文，意思是「生命能量的延長」。

採取站姿，放鬆脖子、手臂，以及雙手，從鼻子深呼吸。

閉上雙眼，兩腳打開跟骨盆同寬，讓手臂自然垂下。

從鼻子深吸氣，靠向右邊，從鼻子吐氣。

吐氣的末了，回到中間。

再次深吸氣，靠向左邊。

吐氣的末了，回到中間。

每邊至少做十次。

04 ————
第 三 眼 呼 吸 法

採取舒適的坐姿，閉上雙眼。

與你的呼吸同在。採取正常呼吸節奏，或是勝利呼吸法（從鼻孔吸氣，吐氣時輕輕摩擦喉頭後方，帶出「黑武士」般的輕聲耳語）。

將所有專注力放在第三眼的位置，就在兩眉的中間。

吸氣時，觀想能量從你的前額前方進入，直達後腦，吐氣時，能量方向由後腦回到前額。

呼吸的同時，專注在第三眼的位置，連結自己的呼吸聲，在前額帶出真實的震動或感受。這樣能讓你創造「氣」（所有事物中循環的生命能量），並觀察到呼吸的精髓。

在日常生活的例行活動中，很推薦帶入第三眼呼吸法。你會注意到自己能更為專注當下。

05 ——————
蜜 蜂 呼 吸 法

靜坐並閉上雙眼。做幾次專注而且比平常深的呼吸。讓自己的心智專一，逐漸平靜。

鼻子吸氣的同時，將你的注意力帶到內在。讓吸氣緩慢深長。一面吸氣一面收縮聲門（兩側聲帶中間形成的空間），發出類似打鼾的聲音。

等到肺部完全充滿空氣，盡量停留閉氣，最後再從鼻子吐氣。

鼻子吐氣時，在嘴裡做出輕柔的蜜蜂嗡嗡聲。這就是蜜蜂呼吸法。嘴巴閉上但下巴放鬆的輕聲發出嗡嗡聲。持續吐氣直到氣息完全送出身體。

做八到十二回合，讓聲音在顱腔內共振。

最後再靜坐一會兒。

06 ————
與 呼 吸 共 處

花點時間，感覺自己就是呼吸。不用再觀察呼吸，而是全神貫注進入呼吸。讓自己被呼吸包圍。

首先，讓自己化為呼吸的充飽與消退，有如潮起潮落。接著再成為吸氣前的靜止狀態。讓這種靜止深入自己，成為自己的核心。

保持靜止狀態五分鐘，如果喜歡的話可以待更久一點。

提醒：初心
練習正念需要保持初心：不批判、有耐心、信任、不掙扎、接受一切，並且能夠放下。初心能帶來各種可能。初心者的心智願意接受所有事物，當作是第一次的體會。當你練習初心時，就能以新鮮的眼光與耳朵來迎接每時每刻。

07 ────────
深 層 與 緩 慢

一天一次，可以採取坐姿或躺在地板上，帶著正念做伸展，與自己的呼吸連結。

感受呼吸在身體裡移動。

當你的呼吸開始變長變慢，吸氣時請告訴自己「深」，吐氣時說「慢」。

做至少五到十分鐘。

提醒：信念
受苦來自慾望。慾望是渴求某種自己欠缺的事物，希望某些事情不是當下的模樣，或說因為某些事物現在的狀態而感到不滿足。慾望是相信如果一切變得更好，你就會更快樂，這樣的話生活更甜蜜，只要某些事物不是現在的樣子，一切就會更好。因為你告訴自己，你相信這些改變能帶來快樂，於是你創造了許多「選擇性」的受苦。

08 ─────
能 量 呼 吸 技 巧

瑜伽淨化呼吸（Kapalabhati）是由短促爆發式吐氣與被動而長一些的吸氣交替組成。吐氣是從下腹有力收縮而產生，這能將空氣推出肺部。吸氣是因為這個收縮而產生的自然反應，並將空氣吸回肺裡。

採取坐姿，閉上雙眼。用鼻子深深吸氣，等到肺部完全充滿，很快的收縮腹部，有力而迅速的將空氣推出鼻腔。

吐氣時，腹部往內收，像是風箱一般。重複三到十個吐氣，每次吐氣約一到兩秒。

最後，做兩到三次深呼吸，回復你的呼吸節奏。

等你對收縮與放鬆下腹更熟練後，可以加快速度，每秒兩次短吐氣，做三十到一百個回合。

09 ————
心 智 守 門 員

讓你的心智成為守門員,守門員會觀察進出大門的各色人,但不會專注在每個人的特徵上。

同樣的,當你專心靜坐與呼吸時,也應該避免抓住這些經驗的小節。只要注意吸氣與吐氣的感受,感覺氣息在鼻腔末端一進一出。

當你持續練習,心智與身體會輕盈,甚至讓你以為自己飄浮了起來。這代表你進入了專注的狀態。

練習五到十分鐘,需要的話可以延長。

提醒:平靜
藉由平靜的練習來統整心智,讓心智變得更自由、穩定、不受拘束,而且集中。在平靜的練習中,每時每刻都能得到覺察,而且因此生出更多平靜。學習放下的藝術,在每件事物中找到平靜的核心。如果你的心智穩定而平靜,即便身處嘈雜的環境中也不會受到雜音干擾。因為你的心智定靜而且平穩。

10 ————
抵　達

不論你何時抵達目的地，請讓自己完全抵達，歡欣慶祝。

站在你的門前，完全感受抵達的此時此刻。

專心的做三次深呼吸。

探索這一刻，保持清醒，保持覺察。

注意四周環境。現在打開門，走進去。帶著正念，觀察自己在哪放下鑰匙與其他事物。

停留一分鐘。

提醒：找到中心
如果你的心智浮動，就不容易達到平靜與專注。有了安靜平和的中心，你才能回應外界，而非直覺反應。不論心智攀附的是什麼，比方說和孩子玩時想著工作，或寫電子郵件時伴侶正好跟你說話，請放下這些攀附，回到自己的中心。要想生活得好，祕密在於「成為」你在「做」的一切的中心。

11 ———
深 度 釋 放 呼 吸 法

採取舒適坐姿。從鼻子吸氣,嘴巴吐氣。

吐氣的末了請暫停,保持耐心,感受身體自然開始下一次吸氣。每次吸氣都緩慢平穩的通過鼻腔。

吸氣的末了,從嘴巴安靜而緩慢釋放空氣,接著保持嘴巴張開,下巴放鬆,暫停半晌。等到身體自行開始吸氣。

每次停頓的時候,讓身體進入深層放鬆,放下一切。

你也可以將氣息吸進身體特別需要修復或放鬆的部位,然後有意識的讓所有緊繃隨著吐氣釋放,接著暫停時再放鬆一些。

深度釋放呼吸法如果能進行十分鐘以上,可以收到最好的效果。

12 ————
等 長 呼 吸 法

這個練習隨時隨地都可以做，只要吸氣時數到四，然後吐氣時再數到四。

吸氣時，感覺快樂。吐氣時，同樣去感受快樂。

就算只有幾個放鬆的呼吸，也能創造很大不同，但還是請將練習做五到十分鐘，才能收到最大好處。

提醒：改變

生活中，一切都處在變動狀態。改變往往與你想像的不同，也可能讓你生氣或沮喪。不只是你渴望的事物會變，你的渴望也同樣會改變。你能想到生活裡哪些痛苦不是因為改變而產生的嗎？保持彈性才能得到自由與快樂，如此一來便能輕鬆看待改變。你在平順時所培養的力量，碰上改變時就派上用場了。

13 ——————
整 點 正 念 呼 吸 法

將手錶或鬧鐘設定為每個整點報時。當鬧鈴響起，停下手邊的每件事，跟著呼吸，保持專注，持續六十秒。

跟著呼吸就是非常專注在呼吸的品質，而且你可以深深感受到鼻腔等部位的變化。

如果你手邊的事情無法暫停，請盡量專心跟著呼吸，一面做事。

練習正念呼吸是發現內在的島嶼，讓自己能棲息，喘口氣。這是個平靜、實在，充滿愛、自信與自由的島嶼。

在自己裡頭當一座島嶼，你不必外求。正念呼吸幫助你回到這座珍貴的內在島嶼，讓你回到純然做自己的根基。

14————
停 下 來 聞 玫 瑰

欣賞一朵花的美。停下來，深深嗅聞，微笑。

吸氣時數「一、二、三、四」，吐氣時數「一、二、三、四」。

專心欣賞花朵，讓數息占去心智的活動，所以你不會分心想別的。

待在花旁邊，愈久愈好。

提醒：承諾
做承諾可以從腳下每一步開始，不必好高騖遠。在踏出每一步後，你可以承諾
自己要繼續往前。在這每一步中，承諾自己，要實踐溫和與仁慈；這麼一來，
你便承諾了不殺生與慈悲。請承諾自己，一直保持覺醒與正念。

15 ————
內 在 行 禪

右手握拳，拇指在掌中，將右拳放在胸口，左手心覆在右拳上，兩邊手臂延身側下垂，身體站直，雙眼視線落在前方約一八〇公分地面的某個點。

左腳先跨步走出，每一步都像是要沉入地板那樣，腳跟先著地，接著是腳趾。吸氣與吐氣間請一邊數息，一邊沿著房間行走。

穩定而安靜的走，保持鎮定與莊嚴。

久坐之間，請練習這樣行走與呼吸，至少持續五分鐘。或是單做這個練習十五到二十分鐘。

提醒：慈悲
一旦你了解人性的自然本質就是慈悲，而非攻擊，你與世界的關係就改變了。這份理解能讓你放鬆、信任、活得自在，而且更快樂。慈悲應該主導我們的思考、用詞，以及行動。

16————
養 陰 腎 臟 呼 吸 法

採取站姿，彎曲膝蓋，像是坐在椅子上。

將雙手的手掌或手指放在下背部，緩慢平和的呼吸。

這能放鬆下背肌肉，下方橫膈膜，以及清潔腎臟，注入能量。

陰呼吸就像緩慢的海浪。首先嘴巴微開，讓呼吸慢下來。

吸氣時從一數到四，停一下，吐氣時再由一數到四，再停一下。這樣一共數了十。不用過長。

重點是對每個呼吸保持覺察。保持在每分鐘六個回合。等到你能讓海浪的聲音持續，再試著閉嘴呼吸。

陰呼吸的目的在培養正念。你練習的時間愈長，好處愈明顯。

17 ———
捲 動 脊 椎

採取站姿。讓頭慢慢往前往下，直到下巴貼近胸口。放鬆下巴，張開嘴巴。做幾次深呼吸，鼻進嘴出。

慢慢往下捲，運動到每一節脊椎，彎曲膝蓋，延長整個脊柱。

幾次呼吸後，雙腳下壓，再慢慢捲回站姿。注意在你捲到最下方時，膝蓋必須保持彎曲，最後站直時膝蓋才伸直。

現在將頭轉向右肩，慢慢往右邊向下捲，再往上捲回來，頭部、頸部、肩膀最後再上來。

換成左邊再做一次。

整個序列再做一次，一共做三個回合。

18 ———

延 長 呼 吸 法

這個呼吸法意在消除疲勞。採取坐姿，以自然的節奏呼吸。等到呼吸慢下來，逐漸平均後，下一個吐氣後止息，稍微靜坐一下。

幾秒鐘後，你會感受到漣漪般的擴散，那是下個吸氣正在醞釀。不要立刻吸氣，容許這個片刻多醞釀幾秒。

繼續延長你的吐氣與止息，十到十五個呼吸。接著開始慢慢加長你的吸氣。這個方式能幫你重振精神，可能比咖啡還有效。

19————
三 段 式 呼 吸 法 之 一

採取舒適的坐姿。一隻手掌放在腹部，另一隻手放在胸口，接著吸氣到腹部，數到三，然後將氣吸到胸部，也數三，最後吸到喉嚨，再數三。

三段式呼吸法是先將氣完全吐光，接著依序在腹部、胸腔，及鎖骨部位吸滿氣，然後再次把氣吐出。

從腹部吐氣，數到三，然後從胸部吐氣，也數三，最後從喉嚨吐氣，再數三。

仔細觀察兩次呼吸間的連結點。

每次練習做九個回合。

20————
充 滿 並 清 空 肺 部 呼 吸 法

找個舒適的坐姿，從鼻子吸氣，同時數「一、一、一……」，直到肺部充滿新鮮空氣。

吐氣時，同樣數「二、二、二、二……」，直到肺部的空氣完全清空。

然後，再次吸氣的同時，數「三、三、三、三、三……」，直到肺部再次充滿，吐氣的同時數「四、四、四、四……」，直到肺部的空氣完全清空。

數到十次，再從頭重複做，視需要增加次數，保持心智專注在呼吸上。

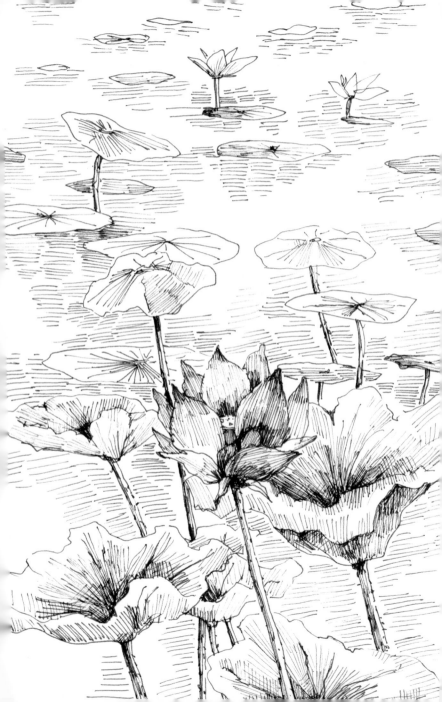

03

慈 悲

01 ————
靜 坐 法

這個練習有兩個部分：全然呼吸，以及全然靜坐。等到你完全投入在呼吸中，可以接著練習成為你的呼吸。

完全進入你的吸氣與吐氣中，不論你的呼吸節拍深長還是短促，重點是呼吸本身，而不是你如何呼吸。你像是個隱身的觀察者，唯一存在的就是你的呼吸。讓呼吸帶領你。

靜坐這部分，目標是將一切感官經驗納入，包括視覺、嗅覺、聽覺、思考、觸覺。請對這些感受保持覺察與正念，保留經驗，讓其餘的自我消散。

光是靜坐，能創造寧靜平衡的狀態，此時內在最容易浮現新鮮的想法。請將靜坐目標設為二十分鐘。

02 ————
怒 氣 和 緩 呼 吸 法

靜坐並閉上雙眼。以平常速度呼吸；不必改變呼吸節奏。

對自己說，「我正在吸氣，怒氣逐漸平息。」接著是，「我正在吐氣，我觀照自己的憤怒。」

以這個方式來讓心智得到平靜與喜樂。

你可能需要多點時間才能平息憤怒，所以依你的需求決定靜坐長度，直到你達到和緩淡定的狀態。

提醒：專注
心智逐漸平靜的同時，自然會提升專注力。當你深化專注力，就能進一步訓練心智達到全神貫注的狀態。布施與持戒所帶來的喜悅，能提高專注的快樂。這是佛陀所說的「心性本淨」。
當心智穩定專一，就能得到內在的平和與定靜，這是更為深層的滿足，超越感官享受帶來的快樂。一般人喜愛感官愉悅，像是吃糖果，但到了某個程度你終會厭倦。心智專注帶來的快樂反而更提神醒腦，帶來能量，讓你永不感到厭煩。

03 ————
放 下 批 判 的 練 習

安靜坐著。對吸氣保持覺知。對吐氣保持覺知。

觀察內在的批判念頭。也許你正自問,為什麼有些人就是要穿成那副模樣。請再看深一些,觀察念頭的成分。帶著慈悲,對念頭的這些成分微笑。

安住在當下此刻。

吸氣,記得自己好的內在特質,平靜與慈悲的涵養。

吐氣,放下批判,不用責備自己,否則又是生出新的批判。

靜坐約二十分鐘,利用這段時間,讓呼吸幫你放下批判。

提醒:意識
不時檢視一下你的生命,看哪些部分需要多點關注與意識。例如,試試實行正念飲食,只吸收飽含平靜、健康與快樂的事物,讓這些成分進入你的身體與意識中。

04 ————
調 音 呼 吸 法

調音呼吸是發出長音，感受這個聲音在身體其他部位的震動。透過這個調音，你可以立刻感覺到聲音對你身體、心理、情緒，以及精神健康的影響。

這個調音呼吸練習專注在幾個聲音上：長音「嗚」（代表扎根、定靜、舒緩）、長音「咿」（代表活力、喚醒），以及長音「啊」（代表集中、擴張）。

採取躺姿，膝蓋彎曲。放鬆並從鼻子吸氣。

吐氣時分別發出「嗚」、「咿」、「啊」幾個長音，在長音間以正常速度吸氣與吐氣。發出「嗚」，再吸氣與吐氣；發出「咿」，再吸氣與吐氣；發出「啊」，再吸氣與吐氣。

逐漸增加長音的吐氣時間，約十五到二十秒的長度。不要憋氣。保持呼吸間的順暢、開放，與輕鬆感受。

這個練習可以做五到十分鐘。

05 ——————
微 笑 呼 吸 法

採取舒適坐姿並閉上雙眼。自然的吸氣,同時保持微笑,感受腹部空間因為微笑呼吸而擴張。你的下腹感覺溫暖。

溫和的從嘴巴吐氣,保持微笑。讓空間的感受滲進你的骨骼、器官,以及身體組織。你可能也會感受到內在的緊繃與毒素隨著吐氣釋放。

你可以利用微笑呼吸法來排解或放下某個負面情緒狀態。道家說,微笑時,你的內臟會釋出蜂蜜般的物質,能滋養全身。

持續練習微笑呼吸法十到十五分鐘。

提醒:接觸
心智專注在身體與空氣接觸時,那一刻你也同時與自己心智的本質連結了。不論你手邊正在進行什麼,只要保持與心智接觸,就能慢慢培養出真正的正念。

06————
停 ！

停！不論你在進行什麼事，偶爾停頓下來，好好呼吸，注意周遭的世界。對自己說「停」是一個起點，放下手邊所有活動。

打開所有感官，感受周遭環境。

緩慢而深長的呼吸。

當你吸氣時，在心智與環境間創造一個空間。

吐氣時，想像時間不斷擴張。持續想像，每次都將吐氣時間延長一些。

在完全的靜止狀態中，感受當下，此時此刻。

幾分鐘後，帶著更平靜的心，回到你本來在做的事情。

07 ─────
吸入能量呼吸法

採取坐姿或站姿,深吸氣。

你從呼吸中感受到什麼?

你呼吸的品質如何?

再做一次深呼吸,想像自己將能量拉回身體裡。你會馬上趕到更扎根、專注、有力。

這是十分迅速有效的練習。

提醒:知足

知足不是來自做了什麼,也不是來自擁有什麼,而是存在本身就讓人滿足。渴望與厭惡往往造成痛苦。如果要求他人符合你的期待,希望別人喜歡你,或者想要的卻得不到等等,這些都會帶來痛苦。就算得到你想要的,也不能保證滿足與快樂。與其一直拚命索求自己想要的,不如調整自己的慾望。欲求會剝奪你知足與快樂的能力。

08 ————
心 智 覺 察 呼 吸 法

坐姿,雙眼閉上,保持自然呼吸的節奏。

告訴自己,「吸氣,我覺察到我的心智;吐氣,我覺察到我的心智。」

這表示一旦心智成型,或是思緒升起,你應該從吸氣與吐氣間,認知心智如何形成。

運用意識呼吸法來辨別心智形成,這包括了認知、擁抱,並且與心智合而為一。你並沒有攀附在心智上,也沒有抗拒或推開它。你只是學習看見進入心智的情緒,認出情緒。這能培養接受與正念。

練習時間至少十分鐘。

提醒:貢獻
讓你快樂的事物,很可能也值得貢獻給這世界。你奉獻給世界哪些事物,能讓心裡生出最大的滿足?你能做得更多嗎?是不是就從現在開始呢?

09 ————
在 每 次 吐 氣 時 走 向 死 亡

對死亡的恐懼可以經由冥想死亡來減輕。試試這個在每次吐氣時逐漸死去的練習。思索死亡其實浪費了當下的時光,所以這個練習能增加你對當下的覺察,感受更多生氣。

每次吐氣時,在當下慢慢死去。

不論你感受到什麼,都放下,放下一切掌握心智的企圖。

每次呼吸,都原諒他人,寬恕過去的人,也寬恕現在仍在你周遭的人。請原諒你自己。

接受對方本來面貌。完全接受你自己。放下並品嘗無欲無求的自由滋味。

每時每刻都是你唯一擁有的時光。

這個重要的練習應該持續十五分鐘。

10 ————
移 山 練 習

採取站姿，雙手在兩邊身側，閉上雙眼。從鼻子深吸氣，氣留在下腹，閉氣數到十。然後再從鼻子吐氣。

第二次呼吸時，緩慢深長的從鼻子吸氣，左腿向前跨一步。

一面吸氣，一面舉起雙手，彎曲手肘，雙手與胸口同高，掌心朝外，暫停吸氣數到十。

吐氣時，肩膀、背部、手臂及雙手肌肉收緊用力。手掌往前推，觀想前面有座山，而你的推力正在移動這座山。在心裡數到十。

吸氣時，右腿往前一步，手掌回到胸前，數到十。

吐氣時，再次推向面前的山。

這個練習要做十個回合。

11 ————
在 海 灘 的 呼 吸

觀想你正在一片海灘上。

每次吸氣,感受陽光的暖意,微風的吹拂,讓呼吸節奏跟上海浪的韻律。

感受身體的緊繃,隨著每次吐氣而消散。

如果你做的是勝利呼吸法(呼吸時輕輕摩擦喉嚨後方,帶出耳語般的聲音),你的胃部肌肉也會收緊,將肺部多餘的空氣排出。你也可以用下面方法增加吐氣:想像自己吹奏樂器、吹泡泡、唱歌,或梵唱。

享受這個修復式呼吸練習,持續十到二十分鐘。

提醒:烹飪
快樂的廚師才能做出快樂的餐點。烹飪不只是煮飯,而是一種表達形式。給自己充分的時間來準備餐點。煮飯時什麼都不想,也不期待任何事,煮就對了!

12————
潔 淨 呼 吸 法 之 一

從鼻子吸氣，感受空氣從你的腳底進入身體，一面吸氣一面將這股氣從腳底帶到身體，最後從嘴巴出去。

持續幾個呼吸，讓氣息從腳底進入身體一路往上，然後緩慢平靜的吐氣。

想像你正用吸氣清掃體內所有能量，吐氣時想像能量浮現，爆炸四散成火花。

持續練習幾分鐘。

提醒：勇氣
臣服就是學習持續的放下，這需要勇氣。勇敢的讓思緒流過而不起身追逐。如果有人說你壞話，就讓它放下。帶著勇氣放下執著，心才能自由。

13 ───────
蜂 鳴 呼 吸 法

採取放鬆的坐姿，閉上雙眼與雙唇。

開始發出蜂鳴般的哼聲，音量要大到足以在體內產生震動。透過鼻子吸氣與吐氣。你可以觀想一個空的試管，或是空的容器，裡面充滿了蜂鳴聲的震動。

最後這蜂鳴會自行持續下去，而你成了聆聽者。你可以轉換音調，或是輕柔緩慢的移動身體來感受聲音。

第二個階段會分成兩部分，各是七分半鐘。前半段時，掌心朝上，雙手在腹部高度，往前方各自向左跟向右劃圓，動作要很慢，幾乎像是毫無移動那樣。感覺你正在將能量送往宇宙。

七分半鐘後，掌心朝下，朝相反方向移動，所以雙手會畫向肚臍的方向，在身側各自往左跟往右劃開，感受你正在將能量帶入。

然後完全安靜的坐幾分鐘，自然的吸氣與吐氣，然後再開始你的日常生活。

14 ————

水 的 呼 吸

採取舒適的坐姿或站姿，放輕鬆。嘴裡含一大口水，持續五分鐘，記得從鼻子吸氣與吐氣。

如果你帶著正念呼吸，保持微笑，就能放鬆臉部數以百計的肌肉。

嘴裡含著水，持續正念呼吸，帶著微笑，這能創造愉快的感受，這個練習結束之後，你會感到前所未有的專注。

提醒：創造力
放下批判與先入為主的觀念、恐懼，以及任何阻擋你發揮創意的事物。創造力是來自清晰暢通的腦子。如果心智能敞開接受一切可能解答，才能有創意的解決問題。想要用創意處理問題，練習呼吸控制會是個有效的辦法。

15 ————
全 身 呼 吸 法

採取站姿，鼻子吸氣的同時，慢慢將腳趾往上提，手臂往上，高舉過頭，掌心朝前。

吐氣時慢慢放下手臂，腳趾回到原位。

練習幾分鐘，將全身能量送向天堂與地面，產生連結。你會馬上感受到全身充滿了正向回饋。

提醒：好奇心
好奇不是我們一般認定的美德，然而好奇心是對生活充滿想像與心智投入的表徵，也是創造力的基石。

16 ————
醒 來 之 前

每天早上醒來，在你起床之前，花五分鐘靜靜躺著。

聆聽、觀看、嗅聞、呼吸。

不要批判，只要帶著正念觀察與呼吸。

看看你能否覺察到內在有個空間隨著呼吸敞開。隨著空間的開展，接下來請觀察對周遭環境聲音的覺察。

接受呼吸帶領你進入覺察，帶領你進入接下來的一天。

17 ————
冥 想 一 分 鐘

這天決心在每個小時都花一分鐘來冥想。

停下手邊任何事,跟著呼吸,全神貫注,持續六十秒。自然的吸氣與吐氣,整個六十秒裡保持放鬆並專注。

療癒,從呼吸開始。

提醒:無欲

放下渴望、攀緣,與執著,隨之而來的是無欲無求,涅槃就一點一點從此而生了。逐步放下執著,最終會帶來豐盛回報。每次吐氣都做一次放下的冥想,放下並進入當下。不論你感受到什麼,你都可以盡情的經驗與放下。放下一切掌控心智的企圖。隨著每一個呼吸,原諒每個人,原諒過去的人事物,也原諒現在依舊在你周圍的人。完全的接受自己,放下與隨順,在無欲無求的天空自由翱翔。

18 ———

正 念 進 食 法

你就算是與欠缺正念的人一起用餐，也還是可以隨時停下來，看看周遭，深呼吸，並且微笑。請記住：多數時候你或許更渴望好好呼吸，而非渴望食物。

訓練自己吸氣與吐氣時，專注在暫停上。

吃進每一口食物時保持專心，將吸氣拉長到五秒，接著吐氣五秒。進食時吸氣與吐氣能訓練你保持正念，同時讓身體充滿氧氣。這讓整個進食過程更有趣、更讓人飽足，也更平靜。

對餐食的每一個成分與來源心懷感恩，對自己有食物可吃又能與人分享，同樣心懷感恩。

提醒：自重
說話的語氣方式要能夠表現出自尊、自重，與素樸。當你減少不必要的廢話，簡化你的溝通，你所說的一切自然聽起來簡明扼要，帶著尊重與懇切。在你開口前，請提醒自己，說出的一切都要帶著自尊與自重。

19 ————
睡 前 的 深 層 放 鬆

躺在床上，進入深度放鬆的冥想。吸氣與吐氣的同時，請對全身保持覺知，並放下一切。每個吸氣與吐氣後，都再放鬆一些。

感覺身體與床接觸的每個部位。

每次吐氣，感覺你往床的方向沉得更深一些，放下緊繃與不安，不要試圖攀附任何事。

送出愛與慈悲，給身體的每個部位，感受所有細胞洋溢著感恩，接受呼吸帶來氧氣的滋養。

專注在安定呼吸，聚焦在呼吸的節奏。你會慢慢來到自然而放鬆的呼吸節奏，伴著你入睡。

提醒：勤奮
勤奮有助於培養快樂的狀態。堅持與勤奮一定會帶來成果。藝術家很清楚，勤奮的重要性有時甚至超過靈感。正如英國大文豪塞繆爾・詹森博士（Samuel Johnson）說，「凡是我們希望從容不迫的，必先學會勤奮耕耘。」

20 ——————
能 量 循 環 呼 吸 法

採取坐姿，閉上雙眼。慢慢的吸氣與吐氣，鼻進鼻出。

吸氣時，感覺氣息通過你的左手，沿著手臂往上來到頸部。

吐氣時，讓能量沿著你的右臂往下，從右手出去。

持續幾個呼吸，然後變換方向，讓能量由右邊進，左邊出。

現在伸展雙腿，吸氣時讓氣息沿著左腿來到脊椎底端，吐氣再沿著右腿出去，這樣做幾個呼吸。

最後，開始從脊椎的底端呼吸，吸氣時讓能量往上來到頭頂，吐氣時帶著能量來到臉部、喉嚨、頸部、腹部，然後回到脊椎底端。你在吐氣時應該感覺自己像瀑布一般。

可以的話請做三個回合。

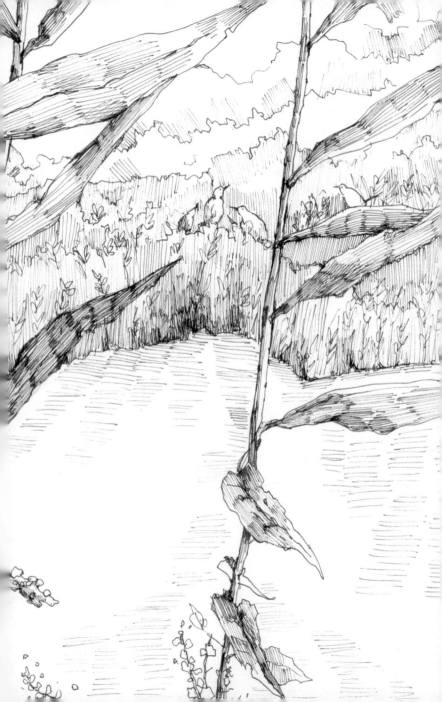

04

正　念

01 ————

橫 膈 膜 呼 吸 法

躺下，雙手手指分別放在肋骨末端。放鬆身體。輕輕按下手指，感覺輕微的反彈力量。

吸氣時，將氣息直接送進並擴張胸腔，將肋骨縫隙擴大，抵抗來自雙手的壓力。

在每個呼吸裡，感受左右手的手指逐漸分開，又互相靠近，像是拉手風琴。雙手穩定的給胸腔一點壓力。

十個回合後休息一下，接著再做兩次十個回合。

（你也可以把一個四、五公斤重的沙袋〔裝米或豆子也可以〕放在胸口，這對強化橫膈膜非常有幫助。）

提醒：紀律
即便是衣櫥擺滿了美麗的毛衣，你還是想多買一件，這時請用紀律約束心智。忽視這個買衣服的念頭，將心智導向別處，以慷慨的心態取代貪婪，帶著正念思考毛衣的本質即是無常。如果心智依舊不停哭啼需索，你可能必須對自己嚴厲一點。給自己最後通牒，要自己做些有意義的事。藉此訓練心智放下。

02 ———
森 林 中 奔 跑

想像你正跑過一處陰暗的森林。視線所及什麼都難看清，但你能感覺到腳下的泥土小徑，以及周遭的濃密叢林。接著暫停，做幾個深呼吸，開始又在腦子裡奔跑。

奔跑的同時，也請想像你跑向前方終點一處空地。森林逐漸開展，你慢慢跑進明亮的天光裡。

最終抵達空地，休息片刻。再次暫停約三十秒，做幾回合深呼吸。

接著你看到空地之後有條小徑，通往另一處森林，你沿著小徑一路前往，直到自己再次沐浴在陽光下。然後你又看到空地外的一條小徑，深入林子裡。你再次沿著小徑奔跑。最後停三十秒，做幾次平緩的深呼吸。

這個練習可以持續做十分鐘，深入森林並且重見光明的過程，讓你覺得每件事都更明朗了。

03 ————
對 身 體 各 部 位 微 笑

採取坐姿，雙眼閉上，覺察自己正在吸氣，也感受自己的吐氣。這個覺知能幫助你專注。

覺察頭頂的頭髮，對著頭髮微笑，自然的呼吸。

覺察你的兩個腳底板，對著腳底板微笑。

停留在當下，覺知此時此刻，是你唯一活著的時刻。

保持這個狀態十到二十分鐘，對著身體所有部位微笑。

正如一行禪師所說，有時喜樂讓你禁不住微笑，但有時微笑本身就是喜樂的泉源。

提醒：努力

快樂不會自動生成，它並非從天上掉下來，而哪天時運不濟又給老天收去的禮物。快樂完全取決於我們自己。人不可能一夜之間變快樂，但只要有恆心肯努力，每天都會快樂一點。快樂是建造出來的，需要努力及時間。想要快樂的話，你必須學習改變自己。

04 ————
西 藏 重 新 平 衡 呼 吸 法

採取坐姿，雙手在膝蓋上，閉上雙眼，感受到身體放鬆。

從鼻子吸氣，左手臂劃出圓弧，在手臂來到最高點時彎曲手肘，用左大拇指按住左鼻孔。

慢慢用右鼻孔吐氣。在吐氣末了，回到一開始的姿勢。

從鼻子吸氣，右手臂劃出圓弧，在手臂來到最高點時彎曲手肘，用右大拇指按住右鼻孔。

慢慢用左鼻孔吐氣。在吐氣末了，回到一開始的姿勢，雙手在膝蓋上，雙眼閉著。

接下來從右邊開始，右手臂往上劃出圓弧。

每邊做六次。

05 ————
氣 球 呼 吸 法

採取坐姿或站姿，感受肚臍、恥骨，以及下背這部分區塊的空間。

吸氣的時候，觀想腹部裡有個氣球正在打氣，隨著你的吸氣逐漸往前膨脹，接這是往兩邊膨脹。你愈是吸氣，氣球愈是膨脹，愈來愈大。

吐氣的時候，氣球縮小，你可以感受到空氣慢慢被擠壓出來，透過你的鼻子排出體外。

做這個練習時，吸氣與吐氣同時感受橫膈膜往上與往下的動作，橫膈膜在吸氣時往上，吐氣時往下。

你會察覺腹部生出暖意，這代表你正在獲得能量。持續練習五到二十分鐘。

06 ───────
放 鬆 雙 眼

找個安靜而燈光微弱的空間來進行練習,放鬆雙眼。

安靜吸氣,輕輕轉動雙眼,每個方向都做一次,然後暫停,讓眼球放鬆回到眼窩裡。重複幾次。

放鬆雙眼的同時,你的身體也得到放鬆,於是能量獲得自由。

07 ————

正 念 通 勤

當你剛坐進車裡、坐上巴士,或搭上火車,請做三個深呼吸。對眼前的經驗保持正念與覺知。專注在呼吸上。

在通勤時,注意周遭環境,對天氣、其他車輛、其他人都保持覺察。成為旅程的一部分。

安靜的坐著,讓每個呼吸清理你的心智,打開你的心。抵達目的地之後,再花點時間安靜坐著,讓每個呼吸清理你的心智,打開你的心。

留在當下此刻。你正準備要進行下個任務。

呼吸會幫助你自由,讓你從狹小心智的掌握中解脫出來。

提醒:能量

能量風暴在心智中來來去去,讓人躁動不安。了解到能量的起伏,並且開始將呼吸刻意加長、放慢,放鬆呼吸能平靜身體,安定心智。能量水平的改變會在心智呈現,也會在身體層面呈現。無論如何,認知到自己的能量狀態,睜大雙眼,試著將心智準確的調整到觀察每個呼吸的開始與結束。

08 —————
帶 著 正 念 呼 吸 行 動

剛開始將呼吸融入所有行動時，請讓身體動作保持緩慢而有節奏，不論你在讀書、運動，或看電視，將呼吸整合到這些活動能幫你培養覺察。

當你將呼吸放慢來配合這些活動，就會發現心智進入了寧靜的狀態。你可以同時保持專注與放鬆，留在當下並完成手邊活動。

只要保持有意識的呼吸，就能連結自己與周遭的世界。每多一次有意識的呼吸，你就會持續連結自己與周遭的世界，一次就一個呼吸。

提醒：泰然自若

持續的探索內在能讓你泰然自若的面對一切發生。告訴自己，一切被創造出來的事物會升起也會消散，了解到一切生靈都承繼了自己的因果。對這些保持接受，會讓你找到平和與沉靜的平衡。告訴自己，「願我接受一切事物的實相，願我面對事物變遷依舊保持泰然。」

09 ————————
有 韻 律 的 呼 吸

韻律呼吸能帶來能量,讓你放鬆,並增加專注力。

採取舒適坐姿,閉上雙眼。從鼻子吸氣,慢慢數到八,閉氣,數到四;從鼻子吐氣,慢慢數到八,接著暫停,數到四。

有些人做韻律呼吸時,覺得數少一些比較容易,這也可以,所以另一種方式是:吸氣數到四,止息數到二,吐氣數到四,暫停數到二。

可以的話,持續練習十分鐘。

提醒:運動
對運動的需要保持正念,尊重這個需要。正念的運動意指在運動時保持身體與心智的連結與投入 —— 放下書本、電話、耳機等等。將你的正念技巧帶進你的體能運動,這能幫你更快進入最佳狀態,而且更持久。

10 ————
獅 子 呼 吸 法

採取坐姿，或是小腿交叉跪坐其上。從鼻子深吸氣，數到四。

閉氣時舌頭往後捲，直到舌尖碰觸上顎。

大大張嘴，同時伸出舌頭，舌尖捲向下巴。雙眼睜大，收縮喉嚨前方肌肉，慢慢用嘴巴吐氣，發出清晰的「哈」聲，像是模仿「獅吼」。呼出的氣應該要經過喉嚨後方。

你可以做兩到三次獅吼，接著交叉的小腿上下交換，再重複二到三次。

11 ————
安 靜 走 路

安靜走一段路。如果你感到思路不清,用走路來釐清頭腦。採取正常呼吸速度,不用去想呼吸過程。這段路走完後才會有呼吸練習。

想像心智中的雲層逐漸消散,看著雲層飄走,露出藍天。

在這段路末了,輕輕搖搖頭,做三次深呼吸,感受這份寧靜現在與你同在。

提醒:信念

信念能決定命運。你對正念練習的信念,對此時此刻發生的一切都是最正確無誤的信念,能幫你通過原本緊閉的許多道關卡。信念的意思是,相信生命的自然開展,願意放下恐懼與執著,敞開自己,面對每個嶄新的未知時刻。你必須相信,內在寧靜有可能達到,相信自己已經很完美,你其實不用為自己再增添什麼。

12 ————
視 野

閉上眼睛，深深的吸氣與吐氣。讓思想、感情和成見散去。在每次呼吸時，釋放它們。

然後睜開眼睛看著你視野中的一切以及所有人，彷彿這是最後一次。想想這一刻的美麗和珍貴，而這一刻是你所僅有的。你就處在那個當下。反思理解到，每一刻都像這樣。

呼吸到當下，留在這兒，只要你能，維持五到二十分鐘。

在冥想結束時，在接下來的一整天當中，保持你已獲得的洞見。

提醒：無懼
我們最基本的兩種情緒是愛與恐懼，它們幾乎是互相對立的。恐懼常抑制我們愛的能力，於是無法全然的實踐愛。而愛反而能驅散恐懼，讓恐懼消弭於無形。愛讓我們走向他人，恐懼讓我們緊繃畏縮。毫無畏懼的追尋愛，保持這種英雄般無懼的態度，以及孩童般勇敢去愛的心。

13 ————
延 長 呼 吸 法

採取舒適坐姿五到十分鐘，用你習慣的節奏來呼吸。你剛開始觀察呼吸時，觀察到的會是你「習慣」的呼吸。這個練習可以幫助你發現自己呼吸習慣的制約與限制。

接著稍微拉長你的吸氣和吐氣，但依舊專注在呼吸的平順與輕鬆。

重要的是只稍微延長呼吸，讓你從習慣的呼吸來到自然呼吸。轉換到自然呼吸就像躺在地上，安靜的看著天上的雲飄過。自然的呼吸能讓你感到神清氣爽、身心平衡和滿足。

你應該多做這個練習，讓自己更接近自然呼吸。學習自然呼吸是個持續的修練，你練習得愈多，愈能接近自然平衡和滿足的狀態。

14———
內 在 微 笑

不論何時，只要你坐著的時候，請放鬆你的下顎，稍微張嘴，淺淺的呼吸，放鬆全身。這不是透過橫膈膜的深呼吸，而是透過喉嚨，快而淺的呼吸。

開始感受身體內在的微笑，像是從肚子深處發散開來。讓這個微笑由內擴散到全身。現在你整個人是個大大的微笑。

你可以隨時做這個練習，在任何情況練習內在微笑，不論是坐著、躺下、站立、開車，或工作。有意識的呼吸與微笑，能將更多的覺知與專注帶入你正在做的事。

提醒：彈性

在彈性中，可以找到自由與快樂，這份輕鬆自得能幫你面對外在改變。冥想與呼吸練習有助於將你與你的思想區隔開來。做了練習後，你的心智更有彈性，更能變通，也更清楚生命的方向。有彈性、能變通的物種能夠生存與繁榮，而僵化無彈性的最終將走向滅絕。

15 ———————
腹 式 呼 吸

腹式呼吸結合了針對特定能量中心的正念練習，可以幫你吸收大地、自然，以及來自天上的能量，特別是當呼吸緩慢、深沉，而且拉長的時候。在自然呼吸時，你吸氣，呼吸的波動會從腹腔深處開始往上流向頭部，吐氣時這股波動會從頭流向腳。

感受你的能量核心（hara），可以採取放鬆的躺姿。練習腹式呼吸可以站著、坐著，或躺著。這個能量核心位於肚臍下方兩寸的位置，是身體的生理與精神中心。

雙手蓋住肚臍，緩和的呼吸，由鼻子吸氣，讓腹部充滿空氣，注意力放在肚臍。

從嘴巴吐氣，收縮腹部肌肉。盡可能收緊腹部。

持續收腹，直到你覺得能量和心深處的空氣都排出了，當你從肚臍呼吸，就能感受腹部膨脹和收縮。

深呼吸，感受橫膈膜因為吸氣往下，吐氣往上的動作，這個練習任何時候都可做，時間長短不拘，但至少持續五到十分鐘。

16 ——————
呼 吸 暫 停

採取舒適的坐姿或躺姿。你可以用一張椅子、坐墊、毯子，或床。
重點是要保持舒適。

跟著你的呼吸，注意兩個停頓處：吸氣之後，以及吐氣之後。

特別注意吐氣之後的停頓，這個停頓是療癒自我空間感的起點。

練習持續十分鐘。

提醒：流動
生活若是充滿複雜流動的行動，要比光是充斥被動娛樂的生活要有意義得多。
呼吸練習有助培養有意識的意圖，讓你能超越自己，進入意識之流。你若是對
某個事物有興趣，你會專注在上面，而一旦你將注意力放在任何事上，可能就
對那件事發生興趣了。你對很多事物的興趣並非與生俱來，而是你花了大把功
夫專注在上頭，才生出興趣的。

17 ————
力 量 呼 吸 法

採取坐姿，透過鼻子，用力吸氣，同時雙臂高舉過肩。

用力的透過鼻子吐氣，同時將雙手帶到肩膀後頭。

重複這個練習，盡可能迅速有力，持續六十秒。

你做每次呼吸愈是迅速有力，感受到的效果愈明顯。

做最後一個深吸氣，盡可能閉氣。當你吐氣時，會感受到心智與身體裡有了新的能量。

18 ————
階 段 呼 吸 法

「階段」或「步驟」的原文是「Krama」，這個呼吸法是透過平和漸進的方式讓身體充滿新鮮的生命能量，藉此強化你的自我意識。

採取坐姿，專注在尾骨上，脊椎盡可能挺直，像是有根繩索將你往上拉。

接著把呼吸分成三部分。首先，從尾骨吸進三分之一的空氣，送到骨盆頂端，然後閉氣。

第二階段的吸氣中，感覺你的呼吸從骨盆上方移動到心臟後方的空間，輕輕的將氣息留在那裡。

在第三階段的吸氣，感覺氣息從心臟往上到你的頭頂，再次閉氣。

吐氣，從頭頂放鬆，感受氣息的波動一路往下到尾骨。

重複三次。每一回合完整的呼吸，感受新鮮的生命能量充滿體內。

19 ————
看 著 自 己

想像你站在自己面前，感受你的壓力、痛苦和不滿。對自己慈悲。

吸氣時，吸進面前自己的苦，送到位在心臟的內在光球。

吐氣時，釋放舒緩慈悲的能量。感受這個能量遍布你全身。

完成這個處理生活壓力與不滿的練習。每次練習時，試著用慈悲驅散壓力與不滿。

做這對自己慈悲的練習十到二十分鐘。

20 —————
全 身 呼 吸 法

採取你覺得舒服的任何姿勢，開始感受整個身體在呼吸中的變化。找個舒適的位置，來到這個位置後，試著感覺你整個身體與呼吸的動作，不光是橫膈膜或是喉嚨，而是整個身體。

吸氣時，可能會感受到腳底有點向上冒泡的知覺，穿透體內組織與器官，來到頭頂。享受這個刺激，這是因為整個身體都在呼吸。

吐氣時，可能會感覺氣息的內在能量往下蔓延，來到雙腳。感受能量從頭頂一路往下到雙腳的刺激。

完完全全的覺察這個呼吸。觀察身體有哪個部分沒有被穿透或移動，每次吸氣跟吐氣時，將氣息送到這些部位。這樣持續練習十分鐘。

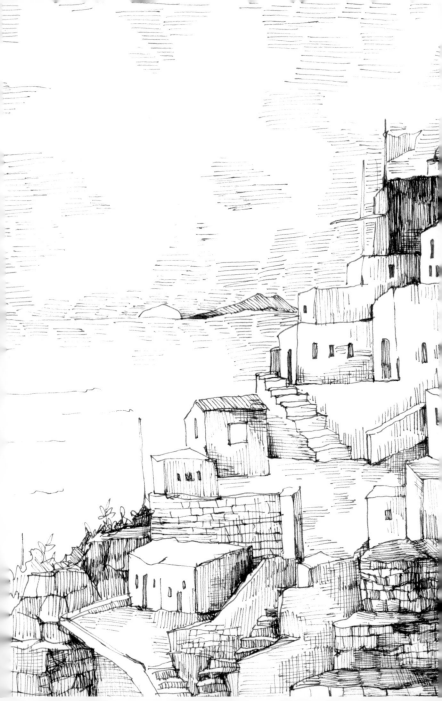

05

微笑

01 ————
怒 氣 轉 化

每個人三不五時總會動怒。如果你真的動氣了，不要把怒氣看成敵人，也別讓憤怒掌控你的生活。

帶著覺知透過鼻子吸氣，嘴巴吐氣。每次呼吸中，都對呼吸多點覺察。

你不需要消弭怒意，而是帶著慈悲擁抱它，像是懷中抱著嬰兒一般。

這個呼吸練習帶來覺察，你的憤怒會逐漸轉化。

我們必須暫停，呼吸，然後將怒氣轉化為慈悲。

這個練習應持續至少五分鐘。

02 —————
三角呼吸法

在心中觀想一個三角形。

從鼻子吸氣，數到四。

將氣息留在肺中，數到四。

從鼻子吐氣，數到四。

從三角形的一個端點移到另一個端點，持續三到四分鐘。

觀想一個三角形，並且從一個端點移到另一個端點，持續三到四分鐘。

提醒：原諒

原諒自己，是所有快樂的核心，一切療癒的基礎。如果你曾經傷害過自己，不夠愛自己，或是沒能活出自己的期望，現在是該放下的時候了，放下你對自己的嚴厲無情。

說出下面這句話，「無論我曾以任何方式傷害自己，無論是刻意還是無心，我要原諒自己。」你可以把這當作是每日冥想的一部分，讓這個原諒自己的意圖隨時間發酵。想像有七十億生靈，以各種方式展現勇氣、慈悲，或寬諒。將原諒作為一種練習。

03 —————

正 念 運 動

下次你運動的時候，請盡可能在運動時跟隨你的呼吸。

身體移動時保持覺知，呼吸時保持覺知，不論你在跑步、行走，或從事任何形式的運動，都專注在呼吸上。當你增加正念的強度，你的呼吸可能聽起來更大聲。

如果你的注意力離開了呼吸，請觀察是什麼讓你分心，再很快的回到自己的練習。不論你分心幾次都無所謂，重要的是回到呼吸，並繼續跟隨你的呼吸。

試著練習這個正念呼吸，持續十分鐘，但理想上你應該是運動多久，就練習多久。

提醒：自由
真正的自由是徹底了解沒有什麼能提供長遠的滿足，也沒什麼好執著的，這讓我們看到人世其實無處可去、無可擁有，也無由成為什麼。每時每刻都無欲無求，就是自由時刻的開始。正念讓我們無欲，而專注力夠清晰，純然觀察，慾望消弭之後，自由便自然產生。

04————
注意呼吸的微妙變化

採取舒適坐姿，注意呼吸的規律，以及即便是這樣規律的節奏中，依舊蘊含微妙的變化。這可以增加或減少呼吸的頻率與深度。

隨著吸氣所出現的感受，會與吐氣的感受稍微不同。

當你全然放鬆，讓呼吸自然發生，就能讓你更為專注，因為你感受到呼吸這動作本身存在的複雜與簡單，以及其中的趣味。

呼吸是我們生命力的來源，然而一般來說，我們幾乎沒注意到呼吸。在練習中，我們改變了這樣的漫不經心，開始注意呼吸帶來的細微變化與感受。

在呼吸的規律中憩息，注意呼吸的持續，微妙的改變，停留在練習中，至少五到十分鐘。

05 ——————
帶 著 感 受 呼 吸

知道你正在吸氣，也察覺你正在吐氣。

注意有種愉快的感覺升起，擁抱這個感覺，彷彿擁抱你最珍愛的孩子，為了這層快樂而喜悅微笑。

接著，注意有種不快的感覺升起，你討厭這個感覺，擁抱這個感覺，彷彿擁抱你最珍愛的孩子，為了這份苦而帶著慈悲微笑。

注意兩種感覺的升起與消散，接受它們。

停留在當下，至少五到十分鐘。

提醒：友誼
思考友誼對你的意義，以及你最看重朋友的哪部分特質。想想你身為朋友，願意付出些什麼。好友是快樂與自由的偉大源頭。我們的社會是奠基在溝通之上：文化、制度、友誼，與愛 —— 構成我們周遭的世界。但是，你首先得跟自己做朋友，才能真正成為他人的朋友，這跟寬恕是同樣的道理。

06 ————————
段 落 呼 吸 休 息

你在閱讀時可以嘗試迷你呼吸冥想，比方說在每一頁末了，或每一章結束時，利用五秒鐘的時間。這能讓你在閱讀時保持清醒，不至於因為注意渙散而來回重讀。這是一個非常簡單的呼吸練習，閱讀的時候隨時可做。

暫停，做個有意識的呼吸。

然後繼續讀下去。

另外，試著每半小時停下來。放下讀物，閉上眼睛約一分鐘，把注意力轉回呼吸上。

當你習慣了這個練習，你或許有時會進入呼吸冥想，並決定暫時停下閱讀。

07 ————

大 笑

坐下放鬆，呼吸並微笑，保持平和與快樂。

練習大笑與微笑的瑜伽冥想。微笑、微笑，再多點微笑，宛如你得到開悟那樣的微笑。露出牙齒，傻笑也沒關係，放鬆你的頭腦，微笑之後笑得再大聲一些，多笑一點，感覺快樂。感受一下大笑與快樂有多美妙。

看看這有什麼感覺，想像這會是什麼情形。

這個練習可以按你的需要盡量多做。

08————
「哈」聲音呼吸法

「哈」呼吸法做起來效果好又迅速,適合飯前練習。

採取站姿,從鼻子吸氣,頭稍微後仰,暫停。

然後吐氣,嘴巴發出「哈」!

每餐飯前,可以迅速練習十個回合。

提醒:寬厚

如果你持續培養寬厚的胸懷,對待每個人,就能交到許多朋友,大家都會愛你,你也會感到放鬆與平和。寬厚是付出、讓步、無條件的愛、伸出的手、心胸敞開、觀念開放。每個寬厚的行動都會逐步消弭貪婪。

請記得,寬厚並非給出「實物」,等別人來感謝或欣賞你。寬厚應該是無私的,對感謝或回報毫無期待。比方說,在人與人的關係中實踐寬厚,代表信任他人,容許他人享有自由、空間,以及自尊。

09 ————
清 涼 呼 吸 法

一天練習兩次，如果平常壓力較大可以多練習幾次。這個呼吸法的梵文是Sitali Pranayama，翻譯為清涼呼吸法。

採取舒適坐姿，坐在椅子或地板上，放鬆兩肩，脊椎挺直。

閉上眼睛觀察呼吸。下巴稍微低一點。舌頭捲成管子一般，舌尖露在唇外，吸氣時從舌頭這個管子吸入。

溫和的吸氣，慢慢將下巴抬高，不要超過脖子能忍受的高度。

吸氣的末了，收進舌頭，閉上雙唇，視自己能承受的長度閉氣。

接著輕鬆的經由鼻子吐氣，下巴慢慢往下，回到自然的位置。

這就像大熱天裡啜飲一杯清涼的檸檬汁，感覺身體內部逐漸涼爽。吸氣時，空氣進入身體，鎮靜每一個細胞。

體會這輕快的空洞之感，然後再做一次，可以做八到十二回合。

10 ──────
能 量 球

採取站姿或坐姿,花幾分鐘觀察自己的呼吸。確定你的呼吸保持平衡的節奏。

然後將雙手放在腹部,感覺肚臍後方有個能量小球,隨著你的吸氣擴大,吐氣時收縮。

讓這顆能量球擴大到你的太陽神經叢,就在胸骨下方。

當你吐氣時,感覺太陽神經叢與肚臍的區域收縮,你的呼吸會變慢。

這個練習可以做上幾分鐘。

提醒:目標
少一點刻意,多一點「成為」。從汲汲營營朝向目標的狀態稍微退後一步,開始小心聚焦在時時刻刻的觀察,並接受事物原本的模樣。不要拚命的成就什麼;放下失敗的恐懼。放鬆自在,一切事物都不應干擾你,就讓它們自然發生。放鬆原先那個緊繃、抓取、目標導向的腦子。你的目標不在遠方,也不在外頭,內在道路才是你的目標。

11 ———
在 暫 停 中 休 息

採取舒適的站姿或坐姿，開始緩慢深沉的吸氣與吐氣。在每次氣
息的升起與退去時，容許你的注意力被這些起伏之間的暫停「捕
捉」。

感覺你有如躺在生命裡最信任的人的雙臂中，這樣進入暫停狀態。

請注意，在暫停中沒有思緒、沒有感受，只有靜止。

這是呼吸的根源，寬敞而且無限延展。讓自己成為這個靜止、這份
寬闊。靜止一直與你同在，等待被發掘。

定期做這個練習，養成習慣，每次至少五分鐘。

12 ————
廣 告 靜 音

在電視廣告時間按下靜音，做幾次正念呼吸。這並不複雜，只要一到兩分鐘的正念呼吸。

專注在每個呼吸上，放鬆身體，跟著正念呼吸帶來的自然節奏。

等到廣告結束，再回去看你喜歡的節目。

提醒：感恩
快樂無法經由旅行、擁有、賺取、穿著，或飲食而得到，但你可以欣賞快樂，因為它是個靈性經驗，來自你活著每一分鐘裡的愛、優雅，與感恩。對每件事物心懷感謝，即便是最折磨的情緒也是如此，因為它們有潛力將你喚醒。

13 ————
基礎聆聽冥想

採取舒適坐姿,任何姿勢都可以。輕輕閉上雙眼,邀請你的身體放鬆,將一切交給地面或坐墊。放下並接受這什麼都不做的冥想。

多點敏感度,聆聽你的呼吸。從鼻子吸氣,感受空氣在鼻孔內進出,感覺胸腔與腹部的起伏。容許你的注意力停在周遭的聲音。

跟著呼吸,並且聆聽,注意聲音中微妙細膩的差別,持續二十分鐘。

當你輕輕睜開雙眼,試著將這個正念的狀態帶到你接下來要做的每件事。

14————
打 氣 筒 呼 吸 法

躺在地板上，膝蓋微彎，做幾個腹式呼吸讓自己完全放鬆。

吸氣由鼻子吸氣，直到肚子圓鼓鼓的像個氣球，然後止住呼吸。

止息的時候，攤平你的背，收腹，讓肚子扁平，將氣體往上送到胸腔，但不要讓氣息流出。

接著再讓胸部平坦，背部微弓，將空氣推回腹部。持續這個打氣筒的動作，直到你需要再次呼吸。吐氣的時候從嘴巴出去。

每次練習做十個回合。

15 ————
用 雙 手 洗 滌

用雙手來洗衣服跟洗碗,以輕鬆和緩的方式擦洗,自然而平穩的呼吸。

注意每個動作,注意洗潔精與水。大約九成的時間裡,你的身體會感受到空氣,現在你把感受與感官放在水上。對於水的觸感保持完全的覺察。

帶著微笑,跟著呼吸,如果你的心緒飄走,回到你的微笑與呼吸,這能將心緒帶回來。

一切工作結束後,你應該會感受到自己跟衣服或碗盤一樣乾淨。

16 ————
織 物 般 的 肌 膚

想像你的皮膚就像是織好的連身衣，將你密密包覆，就像奶奶或姑姑幫你做的衣服那樣合身舒適。

從鼻子吸氣時，感受這層織物的纖維延展分開，這些纖維在全身創造出空間。

吐氣時，感受織物的纖維收縮，變得更緊密，不透明。

享受整個身體膨脹與收縮、充滿與清空的感覺。這個練習可以持續二十分鐘。

17 ————
深 吐 氣

刻意深深吸進一大口氣，等到肺部完全充滿，立刻從嘴巴吐氣。

做三到四個回合。

接著，深深吸氣之後，等到肺部完全充滿，停住呼吸約兩秒，然後從嘴巴吐氣。

做三到四個回合。

提醒：和諧
想為世界帶來和平，你一定得先達到內在的祥和，與自己以及他人和平共處。在平靜中行走，採取和諧中道的方式工作與行動。你散發出來的沉靜就能創造和平，帶動周遭的一切。只有在你與萬事萬物，與所有情境取得和諧狀態，明白一切事物都恰好處在最適合的狀況，你才算達到真正的寧靜。

18 ————

帶 著 覺 知 呼 吸

有時候，光是有意識的吸氣與吐氣，就能將你帶入一處有更多平靜、健康，與覺知的所在。一行禪師教授的正念呼吸能帶來療癒效果，轉化你的身心。呼吸的時候請唸出這些肯定句，容許這些字句成為你呼吸節奏的一部分，你可以一再重複任何一句，直到這些句子深植你心，感受更為實在真切。

1. 深深吸氣，我覺察我正在深呼吸。慢慢吐氣，我覺察我正在慢慢吐氣。
2. 深深吸氣，我感受我的身體，從腳趾到頭頂。慢慢吐氣，我感受我的身體，從頭頂到腳趾。
3. 深深吸氣，我感受平靜，從腳底一路往上，從頭頂出去。慢慢吐氣，我感受平靜從頭頂往下浸潤到我的腳趾。
4. 深深吸氣，我感覺喜樂穿透身體的每一個細胞。慢慢吐氣，我感覺喜樂穿透我身體的每一個細胞。
5. 深深吸氣，我感覺喜樂與平和在我心中相會。慢慢吐氣，我感覺喜樂與平和穿過我的指尖往外流送。
6. 深深吸氣，我覺得頭腦清晰銳利。慢慢吐氣，我覺得頭腦清晰銳利。
7. 深深吸氣，我覺得心靈自由，充滿活力。慢慢吐氣，我覺得心靈自由，充滿活力。
8. 深深吸氣，我看到每個人都享有自由。慢慢吐氣，我看到每個

人都享有自由。

9. 深深吸氣，我得到療癒，感到完整。慢慢吐氣，我得到療癒，感到完整。

10. 深深吸氣，我看到所有人得到療癒，感到完整。慢慢吐氣，我看到所有人得到療癒，感到完整。

11. 深深吸氣，我放下所有期望和恐懼。慢慢吐氣，我放下所有期望和恐懼。

12. 深深吸氣，我知道我正在深深吸氣。慢慢吐氣，我知道我正在慢慢吐氣。

19 ————
呼 吸 圓 圈

做四次吸氣與吐氣,鼻進鼻出,連續做,不用暫停。

然後做一次由鼻子進入的長長的吸氣,數到五,同樣長長的吐氣,數到五。

將吸氣與吐氣結合成一個圓圈,真實感受到你的呼吸順著圓圈進行。

重複這個練習四回合以上。

提醒:療癒
痛苦可以是你真實且唯一的療癒途徑,儘管這聽來有些諷刺。你總是得從目前的狀態著手,所以有時你得從療癒自己開始,處理當下的苦。停下腳步、安靜與休養,是療癒的先決條件。療癒需要接受與接納,這都無法強迫,你一定得創造正確的狀況然後放下。當你認知到自己的苦,深入探索,承認並接受一切的發生,療癒的過程就展開了。

20 ————

像 燈 塔 一 樣 呼 吸

觀察呼吸的另一種方式，是把自己當成一座燈塔。這幫你明白自己當下確切的處境，即便外在風暴肆虐也能保持頭腦清晰。你的呼吸就像是精神燈塔，引導你回到當下。

不論你的情緒狀態如何，跟著燈塔的亮光，就能幫你安全抵達當下。

迎接這個時刻，你可以踩煞車，深呼吸，在燈塔下重整自己，準備重新出發。

感覺每個吸氣都放鬆自己的身心，每次吐氣都釋放內在一切緊繃或想法。持續這個練習十到十五分鐘。

練 習 隨 想 m e m o

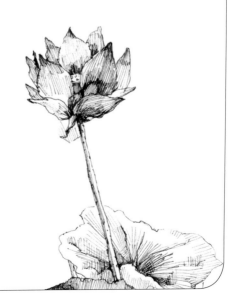

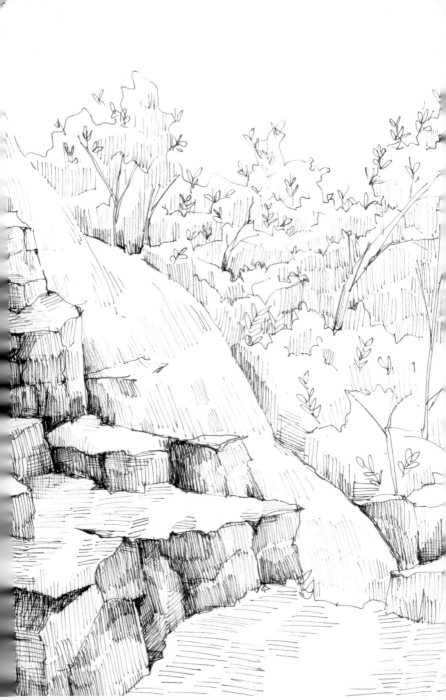

06

放 下

01 ————
風 箱 呼 吸 法

*如果你有呼吸道或心臟問題，請小心或避免練習這個呼吸法。

採取坐姿，盤腿。用鼻子快速吸氣和吐氣，短而快的做十次。保持吸氣與吐氣的長度與力道相等。

之後，做一個深呼吸，下巴往下靠近胸口，閉氣。

然後抬起頭來，吐氣。

每次盤坐時，練習這個呼吸法兩回合，這個活化的呼吸法可以提高生命能量，以及警覺敏銳的程度。

02 ————
空 間 呼 吸 法

在速食店排隊時，你可以不帶正念的站著等待，也可以試試冥想靜心 —— 專注在呼吸上，以及整個身體的存在。只要你把注意力放在當下與此時此地，感受內在與外在的實相，不帶批判，你就進入冥想了。

練習空間呼吸法能讓你觀察到身體在不同姿勢與行動裡，根深柢固的緊繃，也能看到抑制你感受能量與行動的模式。

你可以採取躺姿、坐姿或站姿來練習。

從鼻子吸氣時，讓腹部柔軟放鬆，慢慢擴張，深深的從腹部一路到胸腔吸氣。感覺你的呼吸打開了你的腹部、太陽神經叢，以及胸腔。

慢慢從鼻子吐氣，盡可能吐出所有的空氣，但保持舒適，不要勉強或壓迫。

重複這個呼吸回合，練習到五分鐘或更久。找到自然而毫不勉強的節奏。以自己的步調，進行有系統與節奏的呼吸，能潔淨心智與身體，並注入氧氣。

03 ————————
水 聲 呼 吸 法

雨天的時候，在戶外找個避雨的地方，或是坐在室內臨窗的位置，看著雨從天空落下，欣賞與感受雨水的重要性。

閉上眼睛，做三次深呼吸。

與當下的自然水聲同在，雨落在樹葉、馬路、建築的聲音，靜靜聆聽。

專注在聲音上。或者，你可以專注在雨天的氣味。

吸氣與吐氣，讓身體與心靈平靜，你可以練習五到二十分鐘，直到你感覺舒適放鬆。

提醒：聆聽
聽到別人與聆聽別人是截然不同的。如果拿掉你的意見，那還剩下什麼？拿掉你出於自己狀況與制約的意見，你的心智會澄澈得有如太空般，你會聽得更清楚。請把目標放在建設性、正面，與同理心。提供支援與鼓勵。對他人的經驗保持開放與敏感，你就能真正聽到他們的聲音。

04————
「 啊 」 吐 氣 法

採取站姿，雙腳打開與骨盆同寬。放輕鬆。

從鼻子做五次腹式深呼吸。

然後，吸氣到身體裡任何感到緊繃或壓力的部位，觀想有道光流，輕輕按摩釋放緊繃。放輕鬆，每次呼吸就像按摩的指尖，帶走緊繃與壓力。

每次吐氣都發出「啊」的聲音。

我們需要解開自己的盔甲，讓自己更自由的呼吸。

繼續如此練習，讓呼吸通過身體的每一個部分，直到你感覺完全放鬆與自由。

05 ————
足 夠 的 練 習

吸氣時對自己說,「我擁有的已經足夠。」

吐氣時說,「我這樣子就足夠了。」

再次吸氣,告訴自己,「我做的已經足夠。」

吐氣時說,「我達成的已經足夠。」

如此重複幾分鐘。

在這個瘋狂的世界,你需要放下期望,特別是對自己的期望。你可以利用這個呼吸練習,幫助培養對自己慈悲的能力,欣賞自己的努力和成績。多數時候,你擁有的、成為的、完成的與達到的,都已經足夠了。

06 ————

放 鬆 嘆 氣 法

嘆氣能釋放緊繃，可以作為放鬆的練習。

坐在椅子上，或採取站姿。保持放鬆。從鼻子深吸氣。

深深嘆氣，當空氣從肺部流向嘴巴，再呼出身體時，發出完全放鬆的聲音。或是吐氣時將嘴噘成O型。

讓新鮮空氣經由鼻子自然進入身體。

只要有需要，你可以做三到十二次這樣的嘆氣練習。

07 ————
液 體 流 動

採取舒適的躺姿三分鐘，保持仰躺，手臂輕鬆放在身側，手心朝上。雙腿自然分開，輕鬆倒向兩旁。雙眼閉上。

感覺整個身體，特別是整個後背與你所在平面接觸的各個點。

掃描你的身體，掃瞄到哪個部位，就放鬆那個部位。

這是呼吸覺察的準備，你會專注在吸氣的過程。

想像一下，你身體的每個細胞的每一扇門，都被你的吸氣打開了。

讓吸氣輕柔，氣體自然充滿全身，持續五到十分鐘。

想像你的身體充滿了液體，而吸氣時這些液體順著氣息流向你隆起的腹部。

吐氣時，想像這些液體從下腹流向你的鼻子。

持續五到十分鐘。

08 ——————
自 由 呼 吸 法

以下是自由呼吸的特色：全身振動，從橫膈膜呼吸，從身體內部產生呼吸，呼吸會往各個方向擴張，而且呼吸會安靜而規律。

找個安靜放鬆的地方，採取坐姿或站姿來練習自由呼吸。

開始安靜呼吸：吸氣兩秒，吐氣三秒，接著暫停。

吐氣要比吸氣長一點。

在自由呼吸法裡，呼吸會出現變化與調整，這應該是毫不費力而且輕鬆的。

練習十到二十個回合。

09 ————
放 下 的 練 習

採取盤腿坐姿，或坐在椅子上，保持淡淡微笑。

從鼻子深深吸氣與吐氣。

保持臉上的微笑。

吐氣的末了慢慢放下，放下思緒。這就像移開一塊巨石，讓水得以繼續流動。於是你的能量與生命力量得以繼續演變向前，就像你剛才放下時，所釋放的水流。

練習放下，持續二十分鐘。

下一次當你覺得精神渙散，花二十到三十分鐘練習微笑與放下，注意你感受的變化。

10 ————
花 園 裡

去到一處花園裡，站在園子當中。

深深吸氣，吸進空氣裡的香味、光線、溫度，以及花園裡動植物生命的樂章。從嘴巴吐氣，送出二氧化碳，幫助植物維生。

吸進來自這些不斷生長的生物的「氣」（也就是宇宙能量），感受大自然隨著每次呼吸進入你體內。

持續十五到二十分鐘，充飽你的內在電池。

11 —————
快 速 數 數 呼 吸 法

採取舒適坐姿。放輕鬆。將心智專注在你的呼吸。

從鼻子吸氣，迅速數到十。鼻子吐氣，迅速數到十。

用鼻子吸氣，數一、二、三、四、五、六、七、八、九、十。

用鼻子吐氣，數一、二、三、四、五、六、七、八、九、十。

視需要盡量重複多次，將專注放在呼吸上。

12 ————
火 呼 吸 法

火呼吸法是從鼻子迅速吸氣與吐氣,藉此強化你的神經系統,讓你充滿活力。空氣被有節奏的抽入與排出,像是風箱一般。而腹部、胸口,以及肋間肌肉都不會緊繃。實際做起來並不費力。

呼吸的流動能撫慰心智,帶來穩定與放鬆。

練習時可選擇坐姿或站姿。一開始將呼吸加長加深,鼻進鼻出,感覺肺部擴張。

等到肺完全開展,立刻將氣逼出來。

等到大部分空氣排出,馬上再度吸氣。火呼吸法是從鼻子吸氣與吐氣,長度相等。身體會保持靜止放鬆,只有肚臍的部位充滿活力的運作。

你會感受到橫膈膜從後往前擴張,而肺部完全充滿,接著橫膈膜隨吐氣再次收縮。

每次呼吸都讓肺擴張快一點,收縮也快一點,直到這擴張與收縮還沒推到極限時便出現一個節奏,讓這個節奏來控制速度。

做二十次吸氣與吐氣，你可以收腹幫助吐氣。練習完後做幾次正常的呼吸。

提醒：幫助

改變你的態度，讓自己樂於助人。你可以自問：我所說的跟所做的，對他人有幫助嗎？你可以調整自己說話的方式，說實話，或是說有益處的話。如果說話這個行為是出自助人的意圖，那麼就能帶來正面的效果。

將注意力放在說話前的心態上，也放在批評、回應，與觀察的動機上。試著特別去覺察你的說話動機，是否受到厭倦、憂慮、憤怒、孤獨、慈悲、恐懼、愛、競爭、貪婪、仇恨等情緒的微妙影響。

請覺察你慣常的心情或內在心智狀態，以及這些狀況如何影響你說出口的話。想讓自己有益於他人，首先要保持正向的思考，還有溫和而清楚的溝通。

13 ————

記 得 呼 吸

當你發現自己面臨壓力,快要沒頂時,只要提醒自己好好呼吸。一旦你意識到自己又掌控住呼吸,你的呼吸會變得更有節奏,速度也更慢。

意識到你的呼吸。

讓呼吸安靜你的心智,重新讓自己集中精神。

深吸氣,充滿你的肺,然後快速用力的吐氣,迅速收縮並放鬆腹部肌肉。

持續練習一到兩分鐘,讓血液充滿氧氣,提升體內的「氣」(也就是生命能量)。此呼吸法在我們碰到諸多壓力的狀況下都非常有用。

14————
四－十六－八呼吸法

安靜坐著。放鬆。意識到你的呼吸。

從鼻子吸氣，數到四，閉氣從一數到十六，從鼻子吐氣，數到八。

如果你是初次進行這個練習，你可以從鼻子吸氣時數一，閉氣從一數到四，吐氣從鼻子數到二。很快的，你就能增加數數的長度。

一次練習十個回合，每天至少做三次。

15 ————
三 個 呼 吸 空 間

採取舒適坐姿，放輕鬆。為了幫助打開三個呼吸空間，雙手的指腹互碰。這三個空間是指你的脖子／喉嚨、胸部／橫膈膜、肚子／下腹。

為了打開最下方的呼吸空間，將兩隻無名指與小指的指腹各自用力互按。

打開中間的呼吸空間時，請將中指互按。

打開最上方的呼吸空間時，需要將雙手拇指和食指指腹互按。

做八次完全的深呼吸，保持指腹以相對應的呼吸空間互按。

16————
內 在 聲 音

多數時候，我們認為只有外在的世界才會傳出聲音。

現在請放鬆的呼吸，聆聽身體裡的聲音，這聲音包括你兩耳之間的聲音。

試著讓你內在世界的聲音逐漸浮現，練習五分鐘以上。

提醒：誠實

絕大多數的人際問題來自欠缺誠實溝通。你需要常常停下來自問，是否朝著更為誠實的方向前進。誠實的溝通來自善良與慈悲的心。在每一段關係中，你都擁有難得的學習機會。

如果你始終保持誠實有愛的態度來說實話，隨著時間累積，就能為雙方帶來深層的轉變。誠實的態度與清晰的觀察，會影響到你經驗世界的方式。你為自己做的，也為他人這麼做，而你利益他人之後，反過來你也得到益處。

17 ————
放 下 痛 苦 呼 吸 法

找個舒適的地方坐下或躺下。

一隻手放在你的腹部上方,蓋住肚臍。另一隻手放在胸口中間,胸骨的上方,深呼吸感受一下。

將呼吸加深。你應該可以先感覺到腹部的手往上,然後是肺部充滿空氣後放在胸口的手緩緩往上。

每次吸氣後短暫閉氣,然後慢慢吐氣。感覺你的腹部和胸部隨著吐氣慢慢下沉。

請注意進入鼻子和嘴巴的空氣。想像這空氣進入鼻子和嘴巴,充滿你的肺。請注意腹部的那隻手緩緩往上。

盡量讓呼吸時間更長更慢。

當你呼吸時,讓空氣包圍你身體裡的所有緊繃與疼痛。

想像你正將疼痛和緊繃慢慢隨著嘴裡的吐氣送出你身體。

繼續呼吸與專注,對著緊繃或疼痛的位置呼吸。

18 ————
噘 唇 呼 吸 法

在窗邊或戶外做這個練習。採取舒適的坐姿或站姿。

噘起嘴唇，像是要吹口哨那樣，接著慢慢從嘴巴吸氣，數到七。

暫停數一。

然後輕輕的從鼻子吐氣，數到七。

重複六回合。

在早上跟中午練習這個呼吸法。若想提高白天時的專注力，以及下午的能量，這是很好的方法。

19 ————
慢 慢 沉 睡

舒適的躺在床上,並且準備入睡時,把注意力放在呼吸。自然的吸氣與吐氣,鼻進鼻出。

注意你的呼吸速度。試著穩定呼吸,再開始下面的練習。

接下來將覺察轉移到心臟。你可能會感覺到心臟的跳動,或者你可以只專注在心臟所在的空間。

觀想並且試著感受一片圓形的寧靜白光,圓心落在你的心臟部位,圓周稍微超出心臟外緣。

讓這圓形的光開始旋轉,由慢到快。旋轉的同時,你可以看到彩虹般的顏色,逐漸融入白光裡。

在旋轉的白光中逐漸沉睡。

20 ————
微 笑 的 呼 吸

當你意識到自己冒火了，請馬上露出微笑。

安靜的吸氣和吐氣，似笑非笑的做三個回合。

從鼻子吸氣時，你可以從大地吸收陰性能量，讓這強大的療癒力量通過你的腳底，向上送入你的身體。保持微笑。

吐氣時，你可以將一切有毒或停滯的能量往下送到腳底，傳到腳下的地面。你的微笑還在嗎？

呼吸時保持正念：「我正在吸氣和吐氣，我跟隨每個呼吸的開始與結束。」

如果你忘了保持微笑，有時會很難在呼吸中放鬆與臣服。只要你學會對呼吸微笑，這個練習能讓你平靜。

帶著微笑呼吸，持續十到二十分鐘。

對著內在微笑就像用一束能量將開闊的呼吸送進你體內深處。這樣開闊的呼吸像是一股波動，將微笑的能量送給身體的每個部位。

練習隨想 memo

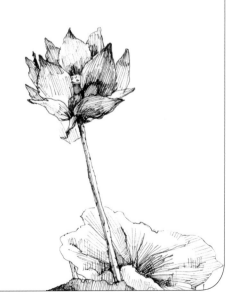

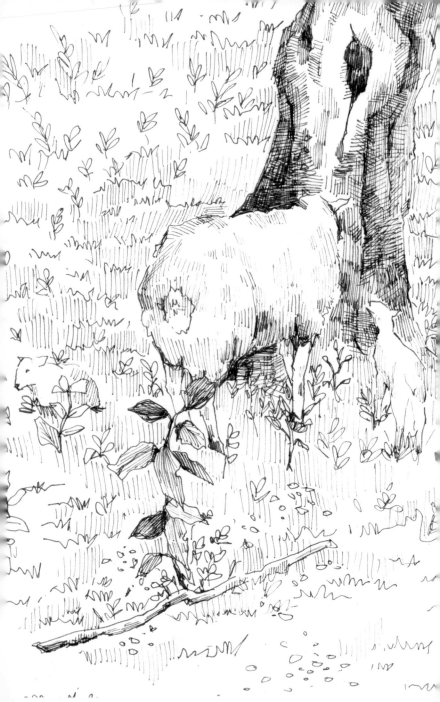

07

當 下

01 ————
每 半 小 時

如果你想要培養專注力，可以每半小時就暫停手邊的所有事情，花一、兩分鐘專注在呼吸上。讓呼吸保持放鬆。

這個練習可以在辦公桌前、逛街、開車，或放鬆時做，你可以把目標放在練習一整天！

提醒：謙卑
真正的謙卑是說：「我已經盡了全力」、「我不完美」，以及「我不知道」。當你坦誠而盡力的對待某件事，承認你的錯誤，不追求完美，明白自己不是無所不知，你就看到謙卑。印度的招呼與告別用語「Namaste」意指「我看到你內在的光」，或是「我榮耀你的神性」，這份認知代表了尊敬與謙卑。

02 ————
結 合 吸 氣 與 吐 氣

這個練習讓你結合吸氣和吐氣,而非將這兩者分開思考。

吸氣,接著清空肺部,默數「一」,將吸氣與吐氣算作一。

再次吸氣與吐氣,默數「二」。

最多數到五,然後再從五數到一。

重複這個方法,至少五分鐘,直到你的呼吸變得澄澈安定,感覺你的身體和精神再度充滿電。

03 ——————

將 濁 氣 擠 出

放鬆的躺下。

從鼻子吐氣,延伸脊椎,身體濁氣送出的同時,將尾骨或骨盆稍微往天花板的方向捲。

空氣擠出後,讓吸氣自然發生。從鼻子吸氣,感覺身體放鬆。

重複十二個回合。

提醒:幽默
幽默感能幫你放輕鬆,不會把一切看得太過認真。你可以選擇帶著健康的幽默感來工作與生活。永遠以幽默的角度看待眼前情境。當你學會自嘲,就不會受到幻覺與妄想的蒙蔽。

04 ————
陪 伴 呼 吸

閉上雙眼，開始仔細的陪伴呼吸。

吸氣的時候，將注意力限制在身體出現收縮的部位，例如收緊的橫膈膜。在吸氣的內收與折疊中，將這動作簡化到毫不費力、若有似無的狀態。

將注意力放在吐氣上。在這個回合的呼吸，將注意力限制在身體擴張的感受與知覺。

你的經驗會隨著吐氣擴張，隨著吸氣限縮。這樣做五到十分鐘。

然後，睜開雙眼。

試著將這份平靜的覺知帶到你的下一個活動。

05 ————

坐 禪 手 印

採取坐姿，雙眼視線落在身體前方一公尺到一公尺半的位置，眼睛既不是完全打開，也不是完全閉上，而是輕鬆的半睜著。唇齒扣在一起，舌頭輕鬆抵住上顎。

雙手放在腿上，右手掌心朝上，左手同樣掌心向上疊放在右手上，兩個拇指尖端輕碰，雙手形成一個橢圓形。這就是坐禪手印。坐禪是與自己的身心同在，並且好好經驗此刻。用雙手打出的「手印」象徵「真實的手勢」，能幫助你注意到自己當下的狀態。這個練習讓你看到自己心智狀態的一切起伏，並保持覺察。

雙手小指外側輕輕靠著腹部，肚臍下幾寸的位置，讓身體重心落在手印後方位置。

做幾個深呼吸，吐氣時把氣完全吐光。讓你的氣息融入自然的節奏。坐姿穩定，注意力集中在呼吸上。

當注意力開始渙散，用呼吸將它帶回，每次都是如此。完全的留在當下，練習十五到二十分鐘。

在靜坐末了，輕輕從右到左搖晃身體。伸直雙腿。

06 ————————
止 息

閉上雙眼，做幾個有意識的深呼吸，然後再次深吸氣，閉氣，下巴往下。

接著抬頭，從鼻子吐氣。

呼吸的品質持續在改變，請保持覺察；空氣流進來又流出去，請意識到這個祝福。接受每個吸氣，當作是開始，接受每次吐氣，將一切放下。

做一到五個回合。

提醒：想像
讓你的想像自由發揮，沒有任何期待，只要多多練習，滋養想像能力。建築師法蘭克‧洛伊‧萊特（Frank Lloyd Wright）曾寫下，「點子要靠想像力來拯救。」而思想家大衛‧梭羅（David Thoreau）說過，「世界不過是我們發揮想像力的畫布。」
想想水族館裡的熱帶魚：這魚以為海洋就是從玻璃的這一頭游到另一頭，過程不過十秒鐘。我們都受到環境制約，以為自己的生活就是這樣。讓你的想像力漫遊，為自己找到新的可能。

07 ─────
紅燈或停止號誌

等紅燈時，或站在烤麵包機前焦急的等它跳起來時，請醒醒吧！你可以把紅燈或其他任何等待的時刻，當作是練習正念的提醒，要你停下來，享受你的呼吸。

創造一個「紅燈」或「停止號誌」，從這經驗中練習。在等紅燈變換號誌或等烤麵包機跳起時，你可以光是呼吸，讓自己放鬆幾分鐘。

等待紅燈轉綠，或是等吐司烤好，都是能讓你經驗到平靜的時機。你可以在任何讓自己感到不耐的狀況下利用這個練習。

一旦你逐漸熟練這個練習，那麼只要你感到緊張、急躁、神經質、過度緊繃，或快要到達臨界點的時候，你就會知道該是跟隨呼吸的時候了。

不論是講電話、在車裡、等待某事或某人的時候，都可以做個深長緩慢的呼吸。

呼吸、微笑，好好停在當下時光。

08 ————
從 頭 到 腳

採取站姿，膝蓋微彎，雙腳平行與肩同寬。放鬆雙臂與肩膀。

從鼻子吸氣，讓吸進來的氣從腳底往上，一路從頭頂出去。

你可能會感覺到脊椎被延長，頭顱被往上拉，輕輕的浮在脊椎頂端。

吐氣時，讓這口氣從頭頂開始一路往下，通過腳底進入地底。

每次呼吸都感受平靜，持續練習十到二十分鐘。

09 ————
放 鬆 按 鈕

創造一個可以在日常生活用到的「放鬆按鈕」，讓自己平靜，控制情緒。棒球員站上球場、籃球員罰球，或高爾夫球選手推桿前，都會這樣做。

練習呼吸技巧，在腦中搭配日常生活的某件事，像是接電話，或是回應孩子的需求。你可以把這件事「設定」成放鬆按鈕，練習呼吸技巧時就能想著這件事來放鬆。

從鼻子吸氣，覺察心智的變化，逐漸平靜與平和。

吐氣時，覺察心智的活動，變得平靜與平和。

我們必須學習吸氣與吐氣的藝術，停下手邊的活動，撫平情緒。我們要學著當一株穩定堅實的橡樹，在風中屹立不搖。

10————
三十秒冥想

如果你連兩分鐘都抽不出來，可以只用三十秒來冥想，一天做幾次，你會發現這也能轉化你的生活經驗。這個經典的例子告訴我們，涓滴成河的道理。

注意呼吸的感覺，但保持平常的呼吸方式。如果你停留的時間夠長，記得覺察呼吸，告訴自己「我正在自由的呼吸」，這樣迅速進入全然的呼吸覺察，能喚醒你整個人的意識。

如果能覺知到呼吸，你就能將一整天的生活轉化到更好的狀態。不論你做什麼事，或與什麼人來往，你都可以自由的進入這個練習。

每天只要花幾次三十秒的時間，調整呼吸，就能回到當下。

11 ————
「 嗡 」 呼 吸 法

吸氣，心中發出「嗡」的聲音。

在心裡看著注入身體的氧氣，充滿了生命能量，將這股氣留在嘴裡。

在雙頰內將這股氣往外推，讓氣充滿口腔，臉頰鼓漲。若是能力可及，將空氣壓入雙頰間。

接著迅速吐氣，將氣逼出嘴裡。

一面做，一面觀想你的呼吸正在活化身體的每個細胞。

重複八到十個回合。

12 ——————
起 床 的 微 笑

用便利貼或是其他標示寫上「微笑」二字，貼在舉目可見的地方，讓你早上醒來一睜開眼就能看到。這是給你的提醒。

放輕鬆，在起床之前用幾秒鐘好好呼吸，做三個回合溫和的吸氣吐氣，鼻進鼻出，保持微笑。對呼吸保持覺察，每次呼吸都帶著微笑。

練習之後，繼續躺在床上幾分鐘，感受這個練習的效果，再展開新的一天。

提醒：無常
宇宙和諧的原理就是無常。生命中的一切都是常時處在流動的狀態。如果你放下抗拒與掙扎，就能與實相和平共處。你一定得利用珍貴的每時每刻，覺察無常，但同時又充分體會你生而為人的無窮潛能。

13 ———
與 神 聖 之 人 會 晤

採取舒適坐姿，雙眼閉上，像是準備要面見一位神聖的人物。請帶著旁觀者的心情，觀察你的吸氣與吐氣。

了解呼吸的進行，持續跟隨呼吸，同時內在保持覺知。

最終呼吸的感覺消散，只剩下保持清醒的感受。

這就叫與神聖之人的會晤。

這個練習可以持續十到十五分鐘。

14 ———————
蛇 式 呼 吸 法

舌頭放在雙唇間，稍微探出來。

從嘴巴吸氣，發出蛇吐信般的嘶嘶聲。

等到你的肺充滿空氣後，盡可能的拉長閉氣時間。

然後慢慢從兩個鼻孔吐氣。

分別在上午、中午，及晚上各練習五個回合。

15 ———
吸 管 呼 吸 法

你可以採取躺姿，坐在坐墊或椅子上也可以。嘴裡含一根長吸管，手握吸管另一端。

用鼻子吸氣，然後對著嘴裡的吸管吐氣。溫和的呼吸，不要用力把氣逼出去。

為了讓鼻子吸氣更順暢，你可以用舌頭輕輕抵住上顎。

吸氣的時候，請讓這個吸氣自然的發生，就像是從身體的中心溫柔浮現而生成的動作。

吐氣的時候，讓吐氣自然溫和的從吸管排出。不要用力吐氣，只要放鬆而自然的呼出氣息，確認空氣只能從吸管出去，而不是透過鼻子（你可以捏住鼻子）。

吐氣直到末了，將吸管取出，閉上雙唇，以自然放鬆的方式從鼻子吐出剩餘的空氣，結束整個吐氣過程，接著靜待身體自然的吸進下一口氣。

用吸管完成吐氣後，接著以自然步調做兩到三次呼吸，鼻進鼻出，不用吸管，讓呼吸以自己的節奏進行。

然後，再次從鼻子吸氣，再次含住吸管，重複整個練習。

這樣持續練習三分鐘。

提醒：洞察
洞察一切實相的本質，是通往永恆平靜快樂的終極祕密。要培養這種洞察，首先要保持觀察的精神與深度質疑的習慣。認知到你運用心智所做的把戲，平常你能否盡量保持臨在，你能否把手邊從事的一切做到淋漓盡致 —— 有了這些洞察，即便是世俗瑣事也能生出滋養與趣味。

16————
心 智 放 慢

我們的思緒總是快速轉動，停不下來。你得承認，腦子動個沒完是根深柢固的習性。這問題每個人都有。我們若想改善生活的各個層面，最好的辦法之一就是讓腦子休息一下。即便每天只有少數片刻，還是會有不少幫助。

讓心智休息，最簡單的方法就是學著把專注力放在呼吸上。採取坐姿，只要短短五到十次呼吸的時間。保持舒適和放鬆的姿勢。

控制吸氣和吐氣的強度，讓氣息緩慢而穩定。

只要你有需要，都可以這樣做五到十回合的呼吸練習。

17 ————

吐 氣 入 眠 法

上床準備睡覺時，請做幾個有正念的呼吸，感受到床對你的支撐，讓自己微笑。

身體陷入床墊時，感覺每束肌肉都隨著吸氣與吐氣開始放鬆。

讓睡前的每個吐氣保持深沉，一切都放下。

你也可以讓吐氣時間延長為吸氣的兩倍。

吐氣時釋放小我。

對呼吸保持覺察，也對流動的感受與思考保持覺察。

晚安！

18 ————

運 動 時 的 呼 吸 之 一

慢跑或散步時，將你的呼吸與步伐整合。例如，調整呼吸節奏，像是吸氣時前進四步，吐氣時再前進四步。

慢跑或行走時，第一步先找出呼吸的長度（吸氣和吐氣）。吸氣時，計算腳下的步數。吐氣時也同樣做一次。

吸氣時保持自然。

這樣做十個呼吸。

在你分心忘記呼吸時，你前進了多遠？

這是個出人意料的教訓！

接著，吐氣時多跨一步，所以你的吐氣時間拉長。但如果你覺得延長吐氣不太舒服，可以不用這樣做。

這樣做二十個呼吸。接下來的跑步或行走中，保持正常的呼吸節奏。

19 ———
正 念 的 等 待

利用平常你認為是「浪費」或「無用」的時間（例如，在車陣裡、等著赴約、排隊時），將你的覺知帶到當下的經驗。

排隊等電影、公車或火車時，可以站著冥想。只要站著，保持呼吸與清醒就可以了。穩定的好好呼吸，每次呼吸都對當下周遭再多一點覺知。

你決定關注呼吸的那一刻，就是決定這個當下時刻應該要得到你的全神貫注。

把呼吸當作專注的對象。

這樣做能幫助你擴大當下的意識，連結到你的日常活動和經驗。

等待的時間裡，請讓每次呼吸將你帶回自己。

20————
冥 想 步 行

行走時冥想是很愉快的，也是擴大專注能力的簡單方法。因為這個練習不需要輔助用具，也不必待在安靜的房裡，也不必等到什麼特定的外在情況才能練習。

一邊走你可以一邊專注呼吸及數息。從鼻子吸氣，同時跨出一步，從嘴巴或鼻子吐氣，再跨出一步。

將你的步伐分解成緩慢而有正念的行動與呼吸。

行走時，可以在心裡重複你最喜歡而有啟發的一句詩，或是肯定句。

請注意地面在你腳下的起伏。這個練習可以做二十到六十分鐘。

練習隨想 memo

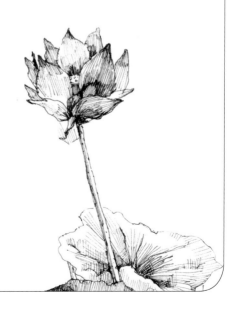

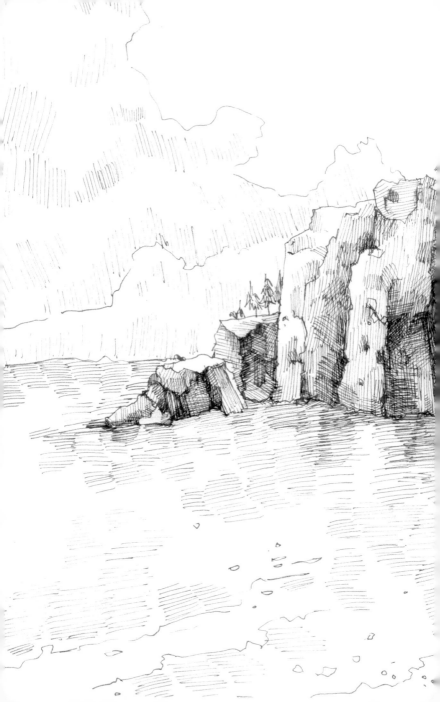

08

寧靜

01 —————

臨 睡 前

在床上躺下，保持輕鬆的姿勢，雙腿分開放鬆，手臂稍微離開身體，手掌心朝上。

從鼻子吸氣，想像身體正充滿了更多的光與空間。然後吐氣。

融入這片光與空間的海洋，平靜的入睡。

提醒：誠信

持續實踐善意與正言的人，會培養出誠信，這能為語言帶來力道，甚至連靜默都帶有某種無法言喻但能感受到的力量。如果不確定該說什麼，保持沉默就不至於失去誠信。

02 ————
最 喜 歡 的 顏 色

找個提示，像是每次你看到最喜歡的顏色，就停下來感覺吸氣和吐氣之間的空隙。

就這麼簡單。你會很驚訝，自己居然這麼頻繁的看到最喜愛的顏色。

提醒：意圖
有意識的練習一次只做一件事。不論做什麼，都慢慢的做，帶著更多意圖。轉化自己的可能性，就在你有意圖要讓自己覺醒。當你覺察到自己留在當下的意圖，就能塑造未來。而你正在做的事，也會變得更有趣，更能帶來滿足。

03 —————

半 個 拜 日 式

採取站姿，像山一般，像是頭頂有根線將你往上拉，手臂在身體兩側，掌心朝前，保持平衡，姿勢正確。

從鼻子深呼吸，手臂高舉過頭，在頭頂合掌。

接著從髖關節的位置開始前彎並吐氣，像是天鵝潛入水中那樣的完全前彎。

下個吸氣，延伸脊椎，心向上提，遠離地面，保持手指碰地（或是碰到膝蓋或小腿）。

接著再次吐氣，回到前彎的姿勢。

讓吸氣帶著身體往上回到站姿，雙臂往兩邊延展，手掌再次在頭頂會合。

然後吐氣，讓手臂往下，手掌在胸前，來到祈禱的手勢。

做三次吸氣與吐氣，讓覺知喚醒自己。

做三到十次的半個拜日式。

04 ————
脈 輪 呼 吸 法

有意識的將呼吸引導到七個脈輪，在每個能源中樞待上兩分鐘。一天練習一次這個呼吸法，持續一週，注意身心的轉變。一旦你熟練這個過程，可以在五分鐘內做完。但剛開始時，請在每個脈輪花上兩分鐘。

用你的頭腦，盡量感應脊椎底端或會陰（性／大地脈輪）位置。你可以將它想像成一朵蓮花，旋轉的輪子，或是能量的儲存所在。感受這個能量，自然的呼吸。

往上移動到下腹，也就是位於肚臍下方兩寸的第二脈輪，正好在生殖器官位置的上方（薦骨／水的脈輪）。感受這個能量，你可以將呼吸能量送到這個脈輪，活化它。

再往上移到太陽神經叢／臍輪（太陽神經叢／火的脈輪）。

接著是心輪（心臟／風的脈輪）。持續跟隨你的呼吸。

然後是喉輪。繼續深呼吸，擴大喉部的位置。

然後額頭，兩眼之間的位置（第三眼）。保持你的覺知。

最後是頭頂（頂輪）。讓呼吸打開頭頂的位置。

保持專注與微笑！

提醒：相互連結
友愛是一種與所有生靈相互連結的感覺，並且誠心希望他們快樂。這個效果很深遠。試著從內在寧靜與和平找到祝福，說話與聆聽時保持正念，在自己與他人之間的創造相互連結。

提醒：有趣
如果一個人真心希望追求快樂，那麼這人不需要複雜的技巧或是物質的財富。最快樂的人，是那些腦子裡充斥有趣想法的人。這些人會利用休閒時間來發展心智，他們喜愛好音樂、好書、好照片、好朋友，以及有收穫的對話，因此他們是世上最快樂的人。他們不僅自己快樂，也將快樂帶給他人。

05 ─────
用 呼 吸 驅 散 渴 望 的 練 習

如果你能深吸氣並做七次，氧氣會在血液系統徹底循環，你應該就不再會產生任何渴望或是擁有的需求。

採取坐姿，透過鼻子吸氣，從嘴巴吐氣。

多數時候你的嘴應該是閉上的，吐氣時要緩慢、安靜、平穩。

讓肺部的空氣完全吐光，再開始下次吸氣。練習七次當作一回合。氧氣會完全在血液系統裡循環。

用這個方式安靜呼吸，五到十分鐘，或是做二十回合的七次呼吸。

提醒：親密
親密關係是個不分離的經驗，不論發生什麼都跟伴侶在一起。智慧的言談能夠療癒分離，培養愛與信任，最終導向親密感。

聽 覺

你在等待嗎？還是排隊？此時將注意帶到呼吸，好好的聽。

閉上雙眼，專注在呼吸的聲音，讓聽覺和專注力煥然一新。

從鼻子吸氣，聽氣息的聲音，專注在鼻子上。吐氣，再次聽氣息的聲音，專注在鼻子上。

每次吸氣與吐氣都加深一點，持續聆聽氣息的聲音。這可能是你聽到的唯一聲音。

你可以利用同樣的練習，在對話時有意識的努力放鬆呼吸。聆聽是你送他人的偉大禮物。

當你能深呼吸並且重整自己再出發時，迎接這些時刻，不論身邊發生什麼事，專注在呼吸的聲音，這能讓你耳目一新。

07 ————
消 化 呼 吸 法

坐在椅子上，脊椎挺直，但放鬆，雙手放在膝蓋上，手指指向地面。

將你的食指、中指和無名指按入膝蓋中間的凹陷處。手指輕微施加壓力，有助於活絡運行過膝蓋的經脈。

輕輕吸氣，將能量吸入腹部，腹部逐漸膨脹。

呼氣時，讓腹部自然收縮。

用鼻子吸氣，接著用鼻子或嘴巴吐氣。

餐後或者每當你有消化問題，就做這練習五分鐘。

提醒：因果報應
因果是三個門 —— 思想、言論、行動 —— 造就的。不成熟的思想出現的時候，要小心，別讓它變成言語或行動。想法帶來業力。我們的好惡、觀點、概念，會促使我們發出言語、做出行動，因而創造更多的業力。

08 ————
呼 吸 微 調

做這個呼吸練習時，你是「微調」呼吸，強化呼吸用到的肌肉，增加呼吸控制。

仰躺，放鬆，溫和均勻的呼吸，專注在腹部的起伏。

吸氣時，讓腹部上升，帶進空氣，送到肺臟的下半部。

當肺的上半部也充滿空氣，你的胸腔會上升，腹部開始降低。

吐氣時，腹部稍微內收，將最後的空氣送出腹部。做幾個回合後，將吐氣拉長。

練習十個回合。

09 ─────
充 滿 肺 部

採取舒適的坐姿或躺姿，放鬆全身。

試著從鼻子吸一口長長的氣，等到肺部完全充滿，數「一」。

接著把氣完全吐光，數「二」。

持續練習，直到數到「十」。你有什麼感覺？

練習長度可以隨自己喜好，一再重複。

提醒：善意
人生已經夠艱困了，我們怎能不保持善意呢？每個人都可以從你的善良學習，每個人都值得你用善意對待。在你的日常關係中，成為更有愛的人，這可能是你能做到最慈悲的事了。做個心懷善意的人。

10 ———
呼 吸 感 受 練 習

在你度過這一天的當中，時時保持內在的敞開與完整。

利用呼吸協助你時時喚醒這個感受，呼吸是打開我們內在一切的鑰匙。

訓練你的心智，專注在事物間的空間與距離。

訓練你的感知，體驗空間如何連接一切。

讓每個吸氣為你扎根，深入你堅定的自我，而每次吐氣就多放下你的擔憂與不安。

提醒：學習
從當下發生的任何事件中學習，你的生命永遠會呈現出你需要學習的事物。不論你待在家裡，還是在公司工作，下個老師很快就會現身。認出你的老師，從中學習，但是隨之而來必須有反思與實踐，否則就不是真正的學習。

11 ————
「 歐 —— 」 的 聲 音

採取舒適坐姿，嘴唇做出「歐 —— 」的發音形狀。

從嘴巴吸氣，分成七個小段。

吞下這七次吸氣。

從鼻子吐氣，數到七。

一星期間，早晚重複二十四回合，感覺自己變得更敏銳，更有活力。

提醒：放下
練習放下，你就能培養內在平靜。練習全然的經驗每時每刻發生的事，盡量帶著覺知，不期望一切經過有別於它本來的面目。那麼不論發生什麼，不論好或壞，或是無所謂好壞，就將它放下。

12 ————
慈 悲 呼 吸 練 習

採取舒適坐姿，閉上雙眼，想像你認識或聽過最有愛也最慈悲的
人。

這些慈悲的人都來到你的頭頂，合而為一，成為一個人，這人散發
出溫暖、愛與慈悲的光輝。

想像這個人開始往下，進入你的心，然後化為一個無限慈悲的光
球，與你內心的柔軟合而為一。

吸氣時，吸進任何消極或黑暗，送進心裡的光球，轉化它。

吐氣時，將正面的特質送進你的心智，感受心智得到淨化。

吸氣時吸進黑暗，吐氣時吐出光，持續一段時間。你會變得有如燈
塔般閃耀光芒。

持續這個練習十到二十分鐘。

13 ————

有 趣 的 呼 吸 練 習

吸氣，在升起的呼吸中休息。

注意呼吸的空隙與暫停。在尚未升起的呼吸中休息。

看看你能否在呼吸間的空隙休息。

輕輕吐氣。注意呼吸的空隙與暫停。

讓呼吸自行發生會帶來一種輕鬆的感覺。

持續練習十分鐘。

當你開始看到呼吸的空隙，這個呼吸會變得非常有趣！

提醒：聽到

當你學會變得更加開放，就有可能聽到寂靜。語言在接近靜默的那刻是最美麗的。你可以學習聽到靜默背後的語言、言外之意，以及你內在的私語。

14 ───────
時 間 意 識 冥 想

請注意你坐下並放鬆時的時刻，深呼吸。

閉上雙眼，專注在呼吸。

只要你沒有不適，就盡量坐久一些。

睜開眼睛前，猜猜你花了多少時間冥想。

當你查看手錶或時鐘，你可能會相當驚訝，你居然低估或高估了時間。

如果你猜對了，也不用高興。如果你猜錯，也不要失望。這練習的目的是提高覺察。

提醒：愛
了解和感受愛的第一步，是生出對自己的愛。不要苛刻的評判自己。如果對自己沒有慈悲，你不可能愛別人，也不可能愛世界。你能推己及人的愛愈多，就能夠愛愈多人，於是你擁有的愛會更多。當你不再耽溺於自我中心、恐懼與憤怒，就能發現愛。

15 ————
每 個 動 作

一行禪師建議將你對呼吸的覺察與身體的每一個動作有所結合：
「吸氣，我正在坐下。」
「吐氣，我正在整理桌子。」
「吸氣，我對自己微笑。」

一行禪師說，放下凌亂推演的思緒，不再活在迷糊當中，是很大的進步。不管你必須提醒自己要對呼吸保持覺察多少次，都無所謂。

做到這一點的方法是跟隨你的呼吸，將呼吸覺察連結到每個日常活動。這能培養專注，並且活在覺察的狀態中。

提醒：慈愛
當你跟隨慈愛的原則，就能深入實相的核心，看見真實。當你帶著慈悲微笑，等於是喚醒自己的慈愛之心。請說，「願我健康，願我安詳自在，願我快樂。」這些都是慈愛的面向。請將主詞換成你認識的人，再重複這些句子。

16————
液 體 光

想像地球深處有個泳池，這是生命力和能量的源頭。

吸氣，你感受到液體光升起，像是噴泉般湧入你的腳底，往上蔓延到雙腿，進入脊椎，來到你的頭頂。

吐氣，能量退回到地面，你感到淨化。

停留在這個練習，約十分鐘。

提醒：忠誠
日本武士道一詞，意為「勇士的方式」，指的是武士之間的尊重和投入，包括絕對忠誠於主人、自律、自我約束，並願意犧牲自己的傳統。把武士的執著和忠誠也納入你看重的價值。

17 ————
快 樂 獅 子

當你準備開始新的一天，觀想一隻很大、很快樂的獅子正在伸懶腰與咆哮。

抬起你手臂，延伸向兩邊，掌心向前。

伸懶腰。呼吸。重複！

像隻快樂的獅子，往前跳並且咆哮著開始你的一天。

提醒：冥想

呼吸是持續發生的，而且從來都是那麼簡單，所以讓呼吸成為冥想的最佳定位點。聚焦在呼吸來平靜你的心智，提供必要的穩定，讓你培養專注。你會學到呼吸的微妙之處，以及呼吸如何變化，而呼吸會教你覺察當下。

當你的腦子浮現思緒或圖像，而你也發現到了，溫柔的在你心裡做個「思考」、「分神」，或「看見」的註記。注意你何時覺察到這個思緒或影像，但不帶批判。對心智的浮動保持正念，然後讓思緒或影像慢慢離開，回到呼吸。

18

恐 慌 時 的 呼 吸 法

如果碰到感覺恐慌的狀況，請帶著意識讓自己鎮定下來。

要求自己暫停，然後閉上眼睛，緩慢的深呼吸，確定吸氣和吐氣時都感到放鬆。

覺得自己變得更輕鬆，心跳放緩。控制呼吸的節奏。

練習有意識的呼吸和微笑。當你練習這個有意識的呼吸，也在臉上帶著微笑。放鬆臉頰並微笑。

呼吸結合微笑會讓你穩定下來，達到平衡。如果有意識的呼吸是你的錨，那麼微笑就是你的平衡點。你需要結合兩者，來降低恐慌。

練習十到二十分鐘，直到你逐漸感到平靜。

19
從 微 笑 呼 吸

採取舒適的坐姿，閉上雙眼。放鬆。感覺到你的臉正透過微笑進行
呼吸。

吸氣時，空氣進入你的鼻子，同時也穿透你的臉跟雙眼。

讓你的自然微笑與呼吸接觸。微笑轉變了你的呼吸，你會注意到唾
液增加，這是好現象。唾液有時被稱為「甘露」，含有益於健康的
許多成分。

當你吐氣時，感覺空氣從鼻子、眼睛、嘴和臉釋放出去。

試著持續練習五分鐘。

20 ——————
平 衡 自 我 的 冥 想

靜坐觀察呼吸，直到你感覺平靜下來。從鼻子緩慢深吸氣，然後慢慢深吐氣。繼續練習，直到你的全身與心智都感受到寧靜。

如果你慣用右手，專注在身體的左側，特別是左手和左腳。如果你慣用左手，就專注在身體右側。

觀想自己走向一扇門。想像你伸出左手，轉動門把。（如果你慣用左手，就用右手。）

在心中觀想，你走進門裡，帶著正念用左腳跨出第一步。（如果你慣用左手，就跨出右腳。）

等你進門後，轉向左邊，用左手關門。（如果你慣用左手，就轉向右邊，用右手關門。）

結束觀想之後，想像有股強大的能量從左邊身側升起。

觀想的過程要放慢，應該要花上十到二十分鐘。

冥想結束後，試著把覺知帶入你的生活。

練習隨想 memo

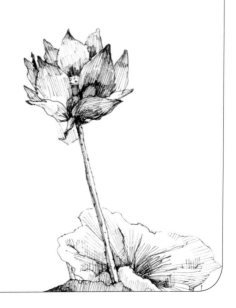

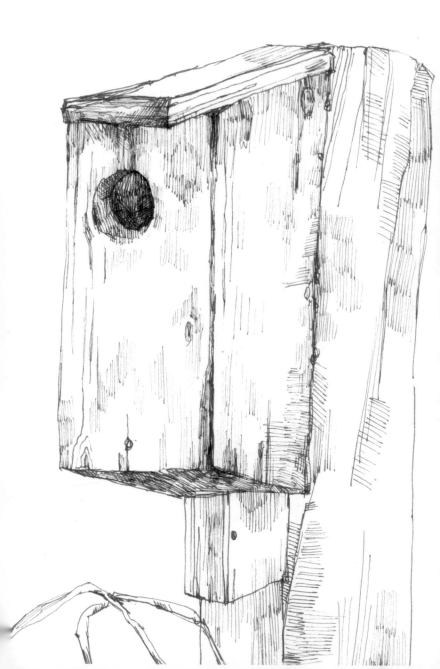

09

放 下

01 ————

注 意 呼 吸 空 檔

不論你正在做什麼，人在哪裡，對吸氣與吐氣的空檔保持專注，這能讓你更能控制呼吸，藉此改善整體生活品質。

這個練習不是靜坐冥想，而是要搭配你的日常活動，保持正常呼吸。重要的是專注在吸氣和吐氣之間的空檔。

進食時也持續練習，保持進食的動作，但是觀察這個間隙。

走路時，注意吸氣與吐氣之間的空檔。留意這個空檔，但不要停下腳步。

在你整天做的每件事當中，注意吸氣與吐氣的間隙。

02 ─────
尋 找 美

如果你置身在令人不悅的地方或情境，花點時間尋找美的元素。每個地方或情境都有美蘊藏其中，不論是在夏天塞車的車陣，還是在醫院的體檢室，你都能找到美。

深呼吸，放下壓力和不適的感覺，享受美。持續穩定的呼吸，直到你覺得自己開始放鬆。細細品味周遭的美。

幾分鐘後，將注意力轉回你的周遭或情境，感覺一下你的心態是否發生了變化。

提醒：記憶
你需要放下什麼？你需要與什麼和諧共處？生活中是否有什麼不快的記憶仍然纏繞不去？挪出二十到六十分鐘的時間，寫下這個記憶的情節，與對話內容。然後再修改一次，加上你從這次事件學到的教訓或收穫。最後再重寫一次，這次將它當作一則客觀而非個人性，且別人可能從中獲益的故事。完成這個練習後，這個記憶就不再屬於你個人，於是更容易放下了。

03 ——————
喜 悅 的 實 踐

如果你有點低潮或沮喪，試試這個安靜身體與心智，體會喜悅的練習。

先說，「我正在吸氣，讓呼吸體光亮平靜。」

然後說，「我正在吐氣，讓呼吸體光亮平靜。」

「我正在吸氣，讓整個身體光亮平靜與喜悅。」

「我正在吐氣，讓整個身體光亮平靜與喜悅。」

「我正在吸氣，而我的心智與身體平靜喜悅。」

「我正在吐氣，而我的心智與身體平靜喜悅。」

依照你的能力與時間，進行這個練習，持續二十、三十，或六十分鐘都可以。

04————
三段式呼吸法之二

採取躺姿，膝蓋彎曲，或雙腿放鬆伸長，兩腳倒向兩邊，將肩膀與頭稍微墊高，高於身體其他部位。

用鼻子做個正常的吸氣，然後將吐氣成三等分，從鼻子或嘴巴吐氣，每次吐氣之間稍微停頓。

吸氣、吐氣；暫停、吐氣；暫停、吐氣；暫停。

做一到兩次正常呼吸。

重新開始。

吸氣、吐氣；暫停、吐氣；暫停、吐氣；暫停。

做一到兩次正常呼吸。

把這些停頓當作是剛出爐的新鮮麵包，還帶著烤箱的熱氣。

試著做十個回合。

05 ———————
生 命 的 循 環

採取舒適坐姿，閉上雙眼。感知到自己呼吸的空氣，是來自樹木與植物。

動物也呼吸著同樣的空氣。

每個人都呼吸著同樣的空氣。這就是生命的循環。

專注在你的呼吸，更深入觀察這個現象，充分體驗這些連結。從鼻子緩慢的深吸氣，從嘴巴或鼻子緩慢吐氣。要是你分心，讓呼吸將你帶回來。

這個呼吸冥想練習可以進行十到二十分鐘。

提醒：正念
你口袋中的鵝卵石，或你選擇的任何東西，都可以當你的老師，在你陷入自動導航模式，失去覺知時，作為提醒。這個提醒是叫你暫停，回到呼吸。這個練習的關鍵之一是重新開始，也是鞏固正念練習的有力支柱。重新開始永遠不嫌遲。

06 ─────
內 在 按 摩

這個練習要邀請你用腦子，為身體內部進行按摩。

將注意力輕輕掃過全身，像陣微風，由內往外拂過，保持正常呼吸。

讓心智毫無窒礙的在全身移動，特別是針對比較不舒服或生病的位置。

像個探照燈般，來回掃視心智。

注意身體的感受，這些感受如何變化。

如果你一時分心，再次回到呼吸，回到這個用腦子清掃身體的過程。

將覺知轉向身體內部，花十到十五分鐘靜坐及呼吸，感受與感覺呼吸在內臟內部與內臟間的移動。

07 ————
腹 部 擴 張 練 習

試著用腹部進行呼吸練習。

採取坐姿,觀察你平常是如何呼吸,哪個部位膨脹,哪個部位收縮。請注意你主要是從鼻子還是嘴呼吸,你的腹部會隨著呼吸擴張還是維持原狀,另外要注意你的胸部,是隨著呼吸起伏還是毫無動靜。對身體在正常呼吸的變化保持覺察。

然後開始在吸氣時有意識的用力擴張肚子,緩慢深吸氣,將空氣從鼻子送到腹部。

同樣有意識的在吐氣時收縮腹部,緩慢深吐氣,有意識的收縮腹部。

練習二十個回合。

完成冥想後,回到自然呼吸。你應該會感到呼吸更放鬆,而且更有韻律。

08 ————
內 在 微 笑 冥 想

閉上雙眼，嘴角漸漸上揚，感覺這個微笑往上，來到雙眼。放輕鬆，開始從鼻子緩慢吸氣與吐氣。將呼吸放慢。

等你感覺到雙眼充滿微笑的能量，就可以將這個能量往身體的下方傳送。

對著身體各個部位微笑，從下巴、舌頭、頸部、咽喉、心臟、內臟等；將微笑送給下巴、舌頭、頸部、咽喉、心臟、內臟、肌肉、關節，直到身體每個部位都收到你從呼吸傳遞的微笑。

將微笑從嘴裡吞下去，讓微笑穿透你的消化系統。

從你雙眼微笑，一路沿著脊椎往下。

放鬆，柔軟。

然後，你可以從身體下方微笑，往上回到雙眼，完成這次冥想。整個過程約需十分鐘。

09 ————
第 一 脈 輪 呼 吸 法

採取安靜坐姿，雙眼閉上，做幾個緩慢的深呼吸，保持放鬆。

將你的意識輕輕帶到會陰的位置，就在肛門與生殖器的中間點。吸氣時收緊這個部位，吐氣時放鬆。

想像地球中心有股能量湧入這個「根部」。

隨著能量增加，將注意力帶到位在脊椎底部的強大磁力。

專注在脊椎的底端，想像每次呼吸都搜集一些能量，聚集在此處。

繼續放鬆，感覺尾骨、會陰、肛門，以及骨盆腔的深處，這是你身體的根基。

感受你的根基，持續呼吸十分鐘，或更久，像是地球的能量直接由下傳導給你。感受這個能量的強度和力量。

10 —————
行 走 呼 吸 法

設定一個目的地，邊走邊記下你的呼吸，走多久不是重點。

刻意留心鼻子的吸氣以及吐氣，也許從嘴巴呼吸感覺更自然或更輕鬆，但就是不要用嘴。

從鼻子有意識的呼吸，等於是啟動身體的自然濾淨系統。

現在你的腳步已經成為行禪的動作。

呼吸覺察技巧最重要的效果之一，就是你規律的觀察呼吸。觀察呼吸能改變你的姿勢及心智，更平衡也更集中。當你將身體的注意力集中在呼吸覺知上，你在這世界就愈扎根。

行走時若是忘了觀察呼吸，盡快回到呼吸上，但也不用擔心，因為這狀況常會發生。

在步行中全神貫注，享受此時此刻，也享受自己能量的增加。

11 ————

對 你 微 笑

採取坐姿。放鬆雙眼,讓放鬆的感覺一點一點蔓延到全臉。

現在觀想有個你愛的人,對著你微笑。慢慢的呼吸,加深吸氣與吐氣。

讓這人的微笑進入你,你也微笑回應。

保持這個狀態幾分鐘,你很快就會發現自己也不禁微笑了。

如果你從呼吸中分神,不用擔心。這情況會發生上千次。帶著快樂感受回到呼吸。也別擔心自己可能不得不這樣上千次的回到呼吸。這就是練習的真義。

提醒:節制

節制是找到真正平衡的唯一方式,也是帶著正念覺知全然生活的最好方式。享受但懂得節制,才能真正放鬆並調適心情。文學家愛默生說得好:「萬事萬物都存有中道,特別是節制這回事。」

12──────
對 話 中 的 呼 吸 法

與人交談時，跟隨自己的呼吸，這能讓對話內容更有意義。這個動作很簡單，但能驅使你進入對話的當下，所以你對自己說了什麼，要說什麼，都更有覺察。

對話時，跟隨你的呼吸，鼻進鼻出，呼吸長而輕柔、平均。

跟隨你的呼吸，耳邊聽著他人說的話，以及你的回答。不論你在聽話還是說話，整個對話過程裡都持續跟著呼吸。只要你從呼吸分神，就輕輕回到你對呼吸的覺察。

享受這個對話的當下。

提醒：道德

道德的精髓是不傷害他人的智慧，就連語言也該如此。實踐道德時你感受到的喜悅，能提升心智的專注、純粹，與快樂。當心智穩定且專注時，就生出內在平靜與安寧，這比感官的愉悅更深層，更讓人滿足。

13 ————
「啊」呼吸法

「啊」被當作是所有語音和聲音的起源,代表敞開的聲音。

讓「啊」的聲音隨著你的呼吸自然發出。緩慢的從鼻子深吸氣,從嘴巴吐氣時,發出「啊」。讓這個聲音長短盡可能與吐氣的長度相當。

享受這寧靜的聲音,讓它充滿周遭世界。

用「啊」這個音,消除所有不完美的感受,消除所有罪咎,以及內在的一切負面能量。這個聲音可以為你內在創造非常正面的感受。

感覺純粹、健康,與堅強。在這個經驗裡放鬆,與這個聲音同在,持續五到十分鐘。

14 ——————

思 緒 與 空 間 的 覺 知

採取坐姿，閉上雙眼，保持放鬆。

明白你正在呼吸。從鼻子吸氣。

明白你正在吐氣。從嘴巴吐氣。

對腦中升起的思緒保持覺察，對這個思緒微笑。

對思緒的消散與離去保持覺察，對這個思緒微笑。

覺察到思緒與腦中的空間。

覺察自己沒有陷入思緒裡。

感覺平靜和穩定。安住當下。

繼續練習，直到你感覺自己進入完全而充分的覺知。

15 ———
驅 散 睏 倦 的 呼 吸 法

如果你感到昏昏欲睡,不要喝咖啡或能量飲料,睜開雙眼,開始掃描身體或跟隨呼吸。

開始掃描身體的外部。意識到你的四肢、手、腳、頭、軀幹。

接著掃描身體的內部。意識到你的器官、骨骼、血液和細胞。掃描身體的同時,專注於你的呼吸。從鼻子緩慢的深吸氣,從嘴巴穩定吐氣。

你可以用數息的方式幫助自己留在當下。當你分神時,再重新開始。

如果你能持續五分鐘練習正念呼吸,讓身體休息,那麼就能停止思考的執著。

如果你能停止思考的執著,相信自己的思考,那麼就能增加存在的品質,帶來更多的和平、放鬆,與休息。你不會再感到昏沉睏倦。

16————
每 日 覺 察 練 習

在每日生活中，學習並實踐完全的呼吸覺察是非常重要的。

你可以從開始意識到呼吸的方式，進入當下。

吸氣與吐氣時，保持微笑，肯定你正全然的控制自己。

透過覺察呼吸，你可以保持清醒與臨在。

全然的覺察呼吸能讓心智停止飄移，排除困惑與永無休止的思緒。

一天中的不同時段可以多做幾次這樣的練習，每次五分鐘。

17 ——————
全 身 掃 描 冥 想

採取躺姿，雙腿分開，雙臂放在身體兩側，掌心向上，眼睛睜開或閉上，保持放鬆。

專注於你的呼吸，氣息如何進入身體，又如何離開。緩慢的從鼻子深吸氣，從嘴巴或鼻子吐氣。

幾次緩慢的深呼吸之後，你開始感到舒適和放鬆，此時將你的注意力引導到左腳腳趾。

對呼吸保持覺察，同時關注身體部位的任何感覺。想像呼吸時將氣息送到你正關注的位置，這是很有用的。將注意放在左腳趾，持續一到兩分鐘。

接著注意力轉移到左腳腳底，停留一到兩分鐘，持續覺察呼吸。

按照同樣的步驟，接著將專注移到左腳踝、小腿、膝蓋、大腿、臀部等所有身體部位。然後移動到右側身體，一開始同樣是右腳趾，接著繼續，直到每個部位都進行完畢。

特別注意頭部的各個部位：下頷、下巴、嘴唇、舌頭、上顎、鼻腔、咽喉、面頰、眼皮、眼睛、眉毛、額頭、太陽穴和頭皮。

最後，專注在頭頂的頭髮，這是身體最頂端的位置。

身體掃描可能需要一段時間，約十到二十分鐘。

接著放下身體每個部位，在心裡觀想自己漂浮在身體的上方，同時呼吸超越了身體，進入周圍的宇宙，享受這個寶貴的呼吸。

提醒：動機
說話時，你在做什麼？你說的話背後有什麼動機？對這一切保持正念是很重要的。然而，我們通常會依照慣性而行動，並沒有意識背後的動機到底是什麼。你愈能連結到自己的動機，說起話來就愈能反映出你深層的價值。

18 ————
擴 張 呼 吸 法

腹部肌肉內收，從鼻子或嘴巴吐氣。

用右手拇指按住右鼻孔，慢慢從左鼻孔吸氣。

讓肺部輕鬆的充滿空氣，用任何方便的手指按住左鼻孔，盡可能閉氣，但不要過度，對自己的極限保持覺知。

接著鬆開右鼻孔，繼續按住左鼻孔，從右鼻孔慢慢吐氣。

再次將腹部肌肉內收，將所有氣息從鼻孔排出。

此時，用左手拇指按住左鼻孔，慢慢從右鼻孔吸氣。

讓肺部輕鬆的充滿空氣，用任何方便的手指按住右鼻孔，盡可能閉氣。

每次練習重複五個回合，慢慢再增加到十二個回合。

19 ————
逛 街 呼 吸 法

去店裡買東西時，不論是買菜、買衣服，還是其他任何東西，都是對呼吸保持覺察的好時機。這能幫你成為有正念的購物者。

當你去逛街時，走進店門口前請先停下腳步，做三次正念呼吸，安定並調整自己，再走進去。用鼻子吸氣，嘴巴吐氣。

開始買東西前，讓身體放鬆，看看能否保持微笑，繼續保持正念的態度來購物。

當你結帳或是離開店裡，深呼吸並留在當下。你變得更清楚也更覺察，這有沒有改變你的購物經驗？

提醒：音樂

你喜歡感官享樂，聽音樂是其一，但聽到某個程度你就感到厭煩了。你聽音樂究竟可以聽多久，還能保持愉快心情？但相反的，心智專注帶來的快樂讓人神清氣爽，為你注入能量。如果你什麼都不渴求，做任何事都能更自由、更享受，在萬事萬物中都能聽到樂音。

20 ────────
暫 停 休 息

找個時間，帶著正念休息，不論喝杯咖啡，去上廁所，還是去倒水，也可以是去走廊散個步。不論你的休息活動是什麼，請專注在呼吸上。

注意周遭環境。持續穩定的呼吸。

微笑。完成你的暫停休息，繼續微笑。

提醒：無為
冥想就是無為。這不是試圖完成某件事，也不是要去到某個地方。無為強調的是，做目前做的事，待在你當下的位置。這世界愈來愈複雜，個人的心理空間與隱私也愈來愈容易遭到入侵，因此，實踐無為也愈來愈重要。

練 習 隨 想 m e m o

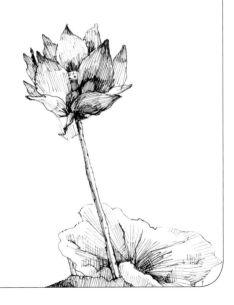

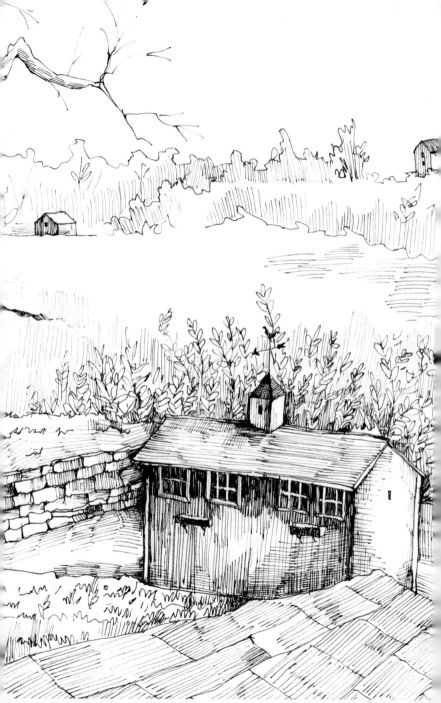

10

平 和

01 ——————
逆 向 計 數

冥想時，從一百倒數到一。一開始先做幾次深長的呼吸。鼻進鼻出，讓鼻子成為過濾空氣的管道。

觀想你正在划船，向一處小島前進，每次用槳往前划時，感覺呼吸的動作變得更為緩慢、更長更放鬆。

數到零時，你抵達小島，持續靜坐冥想。你的呼吸會自動穩定放鬆。

提醒：不傷害
真正愛自己的人，不可能去傷害他人，因為這麼一來就傷害自己了。美德與道德的真諦在於不傷害，而且是就連言語也不至於刺傷他人的智慧。

02 ————
前 彎 呼 吸 法

採取站姿，雙腳與骨盆同寬，膝蓋輕鬆微彎，接著讓上身往前再往下，碰到大腿。做幾次深呼吸，從鼻子吸氣，吐氣時從鼻子或嘴巴，保持放鬆。

吸氣時，讓吸氣的重量幫助上身往下，延長脊椎。吐氣時，放鬆肩胛骨。

身體會出現自然的搖晃，此時再進一步放鬆深層緊繃。這個練習有舒緩安撫的效果。

被動的觀察吸氣與吐氣帶來的感受。

集中注意力與呼吸的動作，會讓你感覺更為扎根。

只要沒有不適，你可以盡量延長前彎呼吸法的練習時間。這個呼吸法有平靜與回春的效果。

03 ——————
處 理 生 活

採取坐姿,手臂延伸向前,稍微低於肩膀,與地面平行。

右手握拳。

左手包住右手,讓左手指蓋住右手的指節,掌根互碰。

兩手拇指伸直,往上延伸,拇指外側互碰。

眼神聚焦,凝視大拇指。

吸氣五秒,吐氣五秒,閉氣十五秒。

一開始先做三到五分鐘,之後再延長到十一分鐘。

這個專注練習有助你我處理非我們所願且頻繁發生的棘手狀況。

04 ─────
固 態 呼 吸 法

採取坐姿，做幾次正常頻率的呼吸。

雙手握拳，拇指握在其他四指裡。

接著請以穩定的力道開始握緊拇指，施加壓力，持續一分鐘。一邊加壓，你的呼吸也會一邊開始加深、加強。你愈是用力緊握拇指，你的呼吸會愈深，你的感受也愈強。

你的心智會感到平靜。

一分鐘後，鬆開你的大拇指，讓呼吸恢復到原來的狀態。

這個練習可以進階到更加用力緊握拇指，以及停留更久的時間。

這樣做可以深化和加強你的呼吸，以及你向下扎根的力量。

05 ———
聚 焦 在 吐 氣 的 呼 吸 法

你可以專注在吐氣，刻意逐步拉長吐氣時間，藉此減輕焦慮。透過專注吐氣的方式，你逐漸釋放焦慮，平靜的感覺會慢慢回來。

一開始先正常的呼吸，計算你的吐氣持續多久。

如果你平常吐氣時可以數到六，那麼每個回合的呼吸先試著吐氣數到七，然後再試著吐氣數到八，逐次延長一個計數，直到找到最適合你的長度。

練習時至少做十個回合的呼吸。

提醒：不批判
不停批判的心智，充斥了沒完沒了的碎念與嘮叨，有個內在對話的聲音一直餵養小我 —— 這所有的是非、好壞、對錯，都來自心智批判的力量。當批判的思緒升起時，如果你能以寬廣而不批判的意圖來觀察這個思緒，就能從中解脫了。心智開始批判時，光只是覺察到這個批判的行為，帶著開放、清晰的意圖來觀察，批判的心智就會逐漸消失。

06 ————
脈 搏 上 升

當你感覺到脈搏或心跳逐漸加快，請暫停手邊的工作。花幾分鐘休息時間，找回你的掌控力。

這段休息時間裡，一開始先做緩慢深長的呼吸，鼻進鼻出。持續呼吸的同時，想想還有哪些辦法能幫你平靜下來。

將腦中強化苦惱與緊張的想法換成減輕痛苦的思考。

當你覺得脈搏或心跳開始恢復正常，回到控制範圍內，就可以結束你的休息時間。

提醒：營養

練習正念飲食法，餵養身體與意識的食物必須帶有平和、幸福與喜樂。佛陀告訴我們，先分辨出哪些營養素一直在助長我們的痛苦，下一步就捨棄它們。你決定停止餵養自己痛苦的那一刻，眼前就會打開一條路。你可以將這個練習運用在身體其他感官所吸收的事物上。

07 ————
六 個 療 癒 吐 氣

六個療癒吐氣是古時候道教的呼吸練習。這個簡單的練習是增加能量的好辦法，而且練習姿勢不拘。

這個練習的發音、聲音，以及順序的版本各有不同，這裡是我認為相當好用的版本。

練習者應該從鼻子深吸氣，然後從嘴巴慢慢吐氣。讓鼻子做為濾淨外來空氣的管道。

吸氣的方式只有一種，但吐氣時會發出六種聲音，分別是：嘶 ——（代表肺）、嗚 ——（代表腎）、噓 ——（代表肝）、哈 ——（代表心）、呼 ——（代表脾）、ㄏㄧ ——（代表能量平衡）：

嘶 —— 嗚 —— 噓 —— 哈 —— 呼 —— ㄏㄧ ——

發出這六種聲音，每個三次。

書上及網路上記載的這六種聲音有許多變化版，但目的都是為了改善健康與減輕壓力。

08 ————
驅 散 憤 怒 的 呼 吸 法

當你感到憤怒時,起碼做十個回合深呼吸。你在生活中常會聽到這樣的建議:數到十。

如果你覺得有股火氣升起,先從鼻子做一次又深又長的吸氣,一面默數一。

然後吐氣,放鬆整個身體。

重複同樣的過程,這次數二,接著繼續,直到你數到「至少」十(如果你真的很火大,繼續數到二十五)。

你在做的是以迷你版本的冥想來清空心智。結合數數和呼吸,有很強的放鬆效果,等到你做完,幾乎不可能再繼續生氣了。

你的肺部因此增加含氧量,加上你動怒到你結束練習之間的時間差,有助你把視野放寬放遠。

這個練習用在處理壓力與沮喪也同樣有效。只要你感到有些不對勁,就試試看。其實呢,不管你有沒有生氣,花一、兩分鐘做這個練習都是很好的。

09 ————
太 陽 呼 吸 法

在冥想或睡前做一次太陽呼吸法。

採取站姿山式，身體挺直，像是頭頂有根線往上拉，雙手在身體兩側。從鼻子吸氣，送到腹部，同時伸展手臂。

吐氣。

再次吸氣，雙手合十在胸前。

吐氣的同時雙手延伸，再次吸氣時，雙手來到頭的上方。

吐氣時放下雙手，回到身體兩側。

這樣做九回合。

完全的呼吸，等於是完全的生活，並且盡情展現你與生俱來的潛能與活力，徹底的感覺、感受、思考，與行動。

10 ——————

頭 碰 牆 的 放 鬆 呼 吸

躺下，頭頂碰牆，採取放鬆姿勢，練習三分鐘。讓身體朝地板融化，雙腿分開，手臂輕鬆放身側，掌心朝上。

觀察你的自然呼吸，放鬆頸部。輕鬆的吸氣與吐氣，直到你的呼吸規律持續，頸部放鬆。

五分鐘後，將注意力帶到鼻孔，以及上唇。

然後再回到自然呼吸。

頭部與牆接觸會給你不同的體驗，讓你保持放鬆，又不至於睡著。

提醒：觀察
一切事物都有自己本來的模樣，不需要被處理、被評斷，也不需要被推開，只要觀察它們就好了。像是觀察思緒時，不要評斷或批判思緒的內容，只要在思緒升起時看著就可以了。藉由觀察行動背後的意圖，例如走路背後的意圖，你會得到更多的自由，因為你了解到自己能控制的微乎其微。

11 ————
誠 如 實 相

在一天當中，偶爾試著停下腳步，坐下並開始覺察呼吸。這段時間可以是五分鐘，也可以是五秒鐘。這裡的重點不是時間，重要的是對呼吸保持覺察這個行為。

放下，全然接受當下，包括你的所有感受，以及你認為即將發生的一切。不要試著改變任何事。

只要呼吸、放下；呼吸，隨順。

你不需要任何事物來讓此刻有什麼不同。允許自己，讓這個時刻完整呈現本來面貌，容許自己呈現真我的模樣。保持深長而緩慢的呼吸。

五分鐘或更久的時間後，你覺得準備妥當，就依照心的指示，前往該去的方向，保持正念與決心。

12 ————
洗 澡 時 間

給自己三十到四十五分鐘來洗澡。

不要匆匆忙忙。讓每個動作都放慢。

請注意。對身體的每一個部位保持覺察。對洗澡水保持覺察。我們一生當中有百分之九十五以上的時間都不是待在水裡。當身體進入水中,請享受皮膚接觸到水的快樂。

跟隨你的呼吸。從鼻子吸氣與吐氣。

當你洗完澡後,頭腦和身體應該感到輕盈、平和、乾淨。

擦乾身體後,從鼻子做最後一次緩慢的深呼吸,吐氣時將慈愛送給每個人,包括你自己。

提醒:敞開
學習心的自然敞開。培養一種不執著的敞開,平靜而留在當下的意圖,迎接即將到來的一切。保有心智的開敞與輕鬆,在任何狀況下都能發覺樂趣 —— 問問自己,能從每個經驗學習到什麼。

13 ————
敏 銳 呼 吸 法

呼吸不通暢會消耗身體的能量,破壞心智的敏銳度。很多不練習健康呼吸法的人會受到疲勞與精神不濟之苦。你吸進的空氣帶有活化的功效,會影響血清素的水平,從而刺激你的敏銳度。實驗證明,血清素多寡會影響我們體會快樂幸福的能力。

從鼻子吸氣,數到六,閉氣數到四,從嘴巴吐氣數到二,閉氣數到二。

吸氣時,對當下的一切保持敏銳。吐氣時,對當下的所有保持敏銳。對呼吸保持覺察;這樣的敏銳度能提高你的能量。

提醒:耐心
與人交流或是其他情況的挫折,是培養耐心的機會。等到心情平靜再進行下一步,你有這樣的耐心嗎?滴水穿石,就是耐心能帶來的最大成效。

14————
潔 淨 呼 吸 法 之 二

深呼吸能加速身體排毒的過程，而深呼吸加上運動，可以將這個潔淨速度加快到十五倍。

要透過呼吸有效淨化身體，請記住這個公式一－四－二：
一：吸氣數一。
四：閉氣數到四。
二：吐氣數到二。

從鼻子吸氣，慢慢數一，閉氣數到四，然後從鼻子吐氣慢慢數到二。

請選擇最適合你節奏的數字。這些數字可以替換，只要符合基本公式的倍數就可以。例如，八－三十二－十六，就是鼻子吸氣數到八，閉氣數到三十二，鼻子吐氣慢慢數到十六。

持續練習幾分鐘，吐氣後不停頓，直接重新開始。

確定你深吸氣到腹部裡，直到腹部像是真空容器般。這對淋巴系統有好處，因為你閉氣時，身體可以將氧氣完全送入血液，活化淋巴系統，而你慢慢吐氣時，身體會透過淋巴系統排毒。

15 ————
腳步呼吸法

慢慢的走，非常慢非常安靜，視線往下，看向地面。

行走時保持正念，吸氣時跨出左腳，吐氣時跨右腳，讓鼻子過濾進入體內的空氣。

行走與呼吸時對身體所有部位保持覺察。

抵達折返點時停下腳步，覺察自己正在站立。然後再次用同樣的方式，慢慢跨出步伐與呼吸，這樣練習十到二十分鐘。

提醒：平和

養成習慣問自己，「這個任務或行為真的有必要嗎？還是這麼做只是為了保持忙碌？」如果你可以刪減一些活動，生活裡就能得到更大的平和，因為你放慢下來了。

16

長 數 息 呼 吸 法

想在早晨開始工作前凝聚專注力，或是工作中想獲得能量，長數息呼吸是很好的辦法。做長數息呼吸時，吸氣與吐氣都是鼻進鼻出。

做個長長的吸氣，等肺部充滿後，心裡數「一」。

完全的吐氣，將肺完全清空，心裡數「二」。

再做一次長長的吸氣，數「三」，然後吐氣，數「四」。

這個練習可以做到「十」，然後再從十倒回來數到一，來回數息。

提醒：理解

一切問題往往出在你的理解。多等一些時候，看你的理解有沒有出現變化，這可以省掉別人許多麻煩。在很多例子裡，理解可能與事實大相逕庭。你控制了心智如何理解事物，當你認為自己理解正確時，就會繼續前進。你會明白，任何狀況是好是壞，都取決於你的理解與看法。

17 ——————
「我是那」梵唱

這沉思練習會用到「我是那」（so hum）梵唱，這不只是反映了呼吸的聲音，也帶著沉思的意義：so意指「我是」，hum意指「那」。這裡的「那」代表了所有萬物，與我們同樣呼吸的生靈。

採取舒適坐姿。放鬆身體的任何緊繃。專注在呼吸。

用嘴吸氣的同時，對自己默唸「so」，用嘴吐氣時，默唸「hum」。等到「so hum」的節奏逐漸成形，開始沉思「so hum」的意義。

當你吸氣時帶著「so」的梵咒，對自己說「我是」，與自我的本質連結。

當你吐氣時帶著「hum」的梵咒，對自己說「那」或是「萬事萬物」。

感覺你吐出的氣如何將你釋放到周遭的寬廣空間，回到「萬事萬物」。停留在這個狀態，直到你自然開始沉澱。

如果腦子出現別的念頭，用簡單的梵咒「so hum」，將注意力帶回來。這樣練習十或二十到三十分鐘。

18 ————
覺 察 病 痛

如果你的身體有哪處感到不舒服或是疼痛，趁這個時候對那個部位送出愛，保持覺察。

吸氣時，讓疼痛或是患處歇息，吐氣時，以最大的溫柔與愛，對那個部位微笑。

身體還有其他部位仍舊是健康強壯的，請保持覺察，讓這些健康的部位傳送力量與能量給衰弱或生病的區域。每次吸氣與吐氣時都這樣做。

吸氣，並且肯定自己的療癒能力，吐氣並放下心中的擔憂與恐懼。

做這個練習十到二十分鐘。

19 ———
啜 吸 呼 吸 法

閉上雙眼，觀察你的自然呼吸。

等到你的自然呼吸比較穩定，請將舌頭抵住上顎，慢慢從嘴巴吸氣，這會發出啜吸的聲音。

在吸氣末了，放鬆舌頭，閉上嘴唇，將空氣留在肺裡，盡量舒服而輕鬆的閉氣。

接著用鼻子吐氣，感覺身體與心智都充滿了靈感。你現在比開始練習之前更強大了。

重複五到十次。

提醒：視野

你經常讓自己受到他人行為的影響嗎？而且這影響誇張到你會做出自己頭腦清楚時不可能做的事？做任何事如果是帶著正念，那麼你的視野很可能變得極為寬廣清晰，對自己更加了解。這是個提醒，讓你保持清醒與覺知。

20 ————
對 思 考 的 反 應

我們對於思緒的反應，創造出生活中絕大多數的苦。當我們能接受這些思考，停止直覺的反應，就減少了很多痛苦。

首先在椅子或墊子上採取舒適坐姿，做幾次深呼吸，專注在吸氣與吐氣。

注意一切想法和感受的升起，特別要觀察的是，你是否會因為反感而有任何逃避或排拒的舉動。

迎接這些想法與感受，接受它們。

你會得到一種接受和放下的感覺。這就是關鍵，接受再放下。一遍又一遍。做這個練習五到十分鐘。

提醒：實踐

正念和慈愛的實踐幫助我們明白，萬物都該得到關懷。當你以正念與慈愛連結萬物時，就等於是以正念跟慈愛與自己連結。

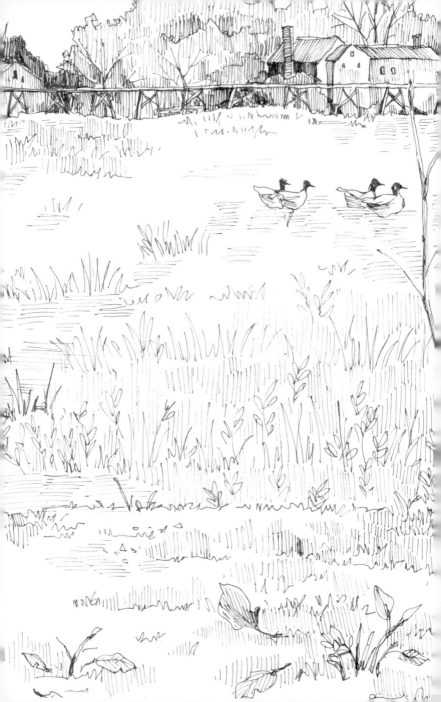

11

療 癒

01 ————
有 意 識 的 往 前 倒

任何久坐辦公的人都可以利用這個有助提神的呼吸法，幫助恢復活力。

坐在桌前，有意識的往前倒，讓你的脊椎往前捲，同時慢慢低下頭。

脊椎與頭往前倒時，感受你肩膀的重量，放鬆身體。

停留在溫和的伸展中，並且搭配呼吸。專注在緩慢平穩的呼吸上。

你正在把自己的上半身交給重力。

接著，慢慢的坐直身體，在帶起上半身的同時，持續專注在呼吸上。

品嘗身體上的各種感受。你可以練習五分鐘或更久。

坐在辦公桌前時，只要你喜歡，隨時都可以做這個練習。這麼做比喝杯咖啡或提神飲料還好。在開始或結束冥想時，也很適合做這個練習。

02 ————
脊 髓 呼 吸 法

舒服的坐在椅子或坐墊上，讓背部有支撐，接著閉上眼睛。用鼻子自然的呼吸，直到你感到放鬆。

接著放慢呼吸，讓每個呼吸更深沉，比在正常呼吸時呼出更多的氣。

現在想像有條細小的神經，就像一小條緞帶或絲線般，從你的尾骨一路連到你的額頭中央，也就是你的第三隻眼。這條細小的神經就是脊髓神經。

做脊髓呼吸法時，你需要一邊呼吸，一邊專注的跟隨著脊髓神經。吸氣時，將氣從脊髓底端一路吸到眉心，呼氣時，將氣從眉心往下呼出脊髓底端。

如果心思遊走，將它導回練習上，再次進入脊髓呼吸法。

試著每天做兩回，從練習五分鐘開始。

03 ————
鼻 尖 的 氣 息

有諸多說法指出，你在呼吸時，應該要留意你的鼻尖，也就是氣息進出身體的地方。

你可以把這個地方想作是鋸子接觸木塊，或錘子敲到釘子的地方。這裡正是力量點，產生衝擊的點。

來到舒服的姿勢，站立或坐著皆可。讓身體自然的呼吸，將注意力放在最值得注意的接觸點上，也就是氣息進入鼻腔時所接觸到的點。

空氣進出時，將覺知帶到碰觸到空氣的感受上。將你的注意力集中在某個特定的點上，留意在自然呼吸的過程中，伴隨著空氣流進與流出身體時的感受。

如果注意力渙散，將它帶回那個點上，亦即你注意到空氣流入以及進入鼻腔的那個點，並且把注意力放在「吸氣，吐氣」。別去想著呼吸，也別將它具像化。只要與空氣流入與流出鼻腔時所產生的刺激同在。

做這練習五到十分鐘。

04 ─────
對 他 人 微 笑

讓這個世界變得更美好，簡單且有效的方法就是對著你見到的人微笑，點頭之交或是陌生人皆然。

從專注在你的呼吸開始，這讓你得以掌控你的心智與身體。對著你看到的人微笑。你可以從直接注視他們的雙眼開始，並認同他們也是你親愛的同胞。接著放鬆嘴巴部位，並且微笑。露出燦爛美好的笑容，就有如在美好的一天中升起的太陽。

當你對著朋友以及陌生人微笑時，會發生一個有趣的現象 —— 微笑會帶走你內心的焦躁與憤怒。這時你便為自己與人類贏得了勝利。這個世界也因為這個簡單的舉動而變得更美好。

提醒：當下
有一層「概念」橫亙在你與當下的實相之間。若想與當下此刻有所連結，你必須將那一層概念放下。為了做到這點，首先你必須能夠停下來或暫停。你必須讓身體與心智都停下來。當你的腦子不再飛快轉動，當你允許自己停留在一個地方，你便是真的處在此時此刻了。

05 ─────
閉 氣

如果你想快速減少生活中的壓力與焦慮,閉氣練習能幫你完成願望。這個呼吸練習的好處之一在於,它能快速降低身心的壓力與焦慮。

採取坐姿,從鼻子緩慢沉穩的吸氣,放鬆全身。

氣吸到底的時候,輕輕的屏住氣息。感受被保留的能量在身體裡流動並且發出光芒。

需要吐氣時,從嘴巴平穩緩慢的吐氣接著閉氣,耐心等待下一個吸氣。

持續練習幾分鐘。你也可以在這麼做時,將被保留住的能量集中在身體的某一個部位,幫助該部位放鬆與療癒。練習三到五分鐘。

06

提 肛 身 印 法

仰躺，彎曲膝蓋，雙腳踩在地板上。有節奏的呼吸二十到三十秒，放鬆你的身體。

將肛門括約肌（直腸開口）以及所有的骨盆底肌向內向上收緊。持續收緊並且數到三，數的時候持續有節奏的呼吸，並且放鬆。

練習這個呼吸法約三十秒。

重複六次後再放鬆全身。

提醒：閱讀

緩慢且冷靜的閱讀，如此閱讀這個作為就能為你帶來平靜。閱讀時，試著每半個小時就稍微停下來。閉上雙眼約一分鐘，將你的注意力帶回呼吸上。將更多的覺知放在你身處的房間以及裡頭的噪音或寂靜。這能讓你再次開始閱讀時更加專注，不會經常需要重讀某些段落。

07 ————————
放 鬆

舒服的坐在椅子或坐墊上，將注意力導向呼吸。保持自然的呼吸。

覺得準備好時，反覆告訴自己「放鬆」，在心裡默唸或是唸出聲都可以。

說「放」這個字時吸氣，說「鬆」這個字時吐氣。

不要強迫自己有節奏的或有模式的呼吸，只要持續正常呼吸，跟著說「放」、「鬆」兩字的速度來呼吸。

當你心思開始渙散，只需輕輕將它拉回，並且持續念誦「放鬆」二字。

反覆練習五到十分鐘，或是只要你覺得舒服就盡量加長時間。

08 ——————
四 段 式 呼 吸 法

四段式呼吸法是紓解壓力很好的呼吸練習。

舒服的坐在椅子或坐墊上,接著閉上眼睛,感覺全身開始放鬆。

從鼻子慢慢吸氣數到四,接著閉氣數到四,繼續止息數到四,緩緩從嘴巴吐氣數到四。

練習兩到三個回合。

或者,你也可以從鼻子吸氣數到四,接著閉氣數到四,再從嘴巴吐氣數到四,最後閉氣數到四。

在呼吸的過程中,如果你能開始了解到呼吸與生命的全部之間的關聯,你便能找到方法,放下舊有的你,迎向嶄新的你。

09 ————
放 鬆 的 吐 氣

緩慢而規律的呼吸有益於副交感神經系統。這個複雜的生物機制可以幫助我們冷靜鎮定下來。

在感到有壓力時，我們的呼吸通常會變得急促，如此會造成血流中的含氧量增加，相對使得二氧化碳的濃度降低，因而擾亂血液的酸鹼質。

相反的，若能放慢呼吸，就能提高血液中的二氧化碳含量，將血液的酸鹼質稍微降低。血液的酸鹼質改變時，副交感神經系統就能從多方幫助我們冷靜下來，包括告訴迷走神經分泌乙醯膽素，降低心跳率。

採取舒適的坐姿，將覺知集中在呼吸上。

從鼻子長而深的吸入一口氣，接著試著長而放鬆的吐氣，在氣吐盡的時候閉氣。

加長吐氣的時間也不會感到不適時，就將部分的注意力放到細微的呼氣聲上。你會注意到自己每次吐氣時都會發出小聲的「哈」，就像在輕聲的嘆氣。

盡可能從開始到結束時，都讓這個聲音（以及吐氣）保持輕柔。

在每次吐氣結束時短暫閉氣，讓自己棲息在平靜之中。

持續練習十到十五分鐘，盡可能保持平緩的呼吸。

提醒：放鬆

快樂無法透過強求與意志力來獲得。唯有培養正向，我們才能學會沉著，才能進入深沉的放鬆狀態中。舉例來說，看電視很難幫你達到生理跟心理上的放鬆，但在自然的環境中散步卻可以。

10 ——
將 壞 情 緒 吐 出 去

只要你感到內心不平靜，盡可能深深的把氣吐出，將體內的空氣甩出，用鼻子或嘴巴都行。

這樣壞情緒就會跟著被甩出去了！

盡可能把氣吐光。

接著收腹，閉氣幾秒鐘。

讓身體深深的吸氣。

再止息三秒鐘。

反覆練習，直到呼吸形成一種節奏。

你會感到全身大為改變，壞情緒也跟著不見了。

11 ————
用 椅 子 放 鬆

當你感受到身心都需要放鬆時，找把椅子，接著躺在地上，將小腿擱在椅子上。

雙腿高於腹部時，吐氣結束時的感受會更強烈。

平穩的呼吸五分鐘，無需刻意。

在氣吐盡時都將覺知帶到寂靜上，感覺每口氣都消弭於虛空之中。

每次吐完氣時，刻意閉氣一到兩秒鐘。

將小腿放回地上回到舒服的姿勢，休息兩分鐘再結束練習。

提醒：自制

帶著智慧與覺知，你就能看出許多巧妙的行動，這些行動能促成更大的幸福與領會 —— 相反的，也會有笨拙的行動，這些行動則會導致更深的受苦與衝突。自制是你必須將它與其他能力區分開來的能力。找到力量與沉著的心，就能將你導向巧妙的行動。

12 ————
處 理 不 耐

不耐的情緒升起時，就是檢視它的好時機。你應該試著採取這樣的觀點：在事情發生的當下，洞察事情發展的經過。這有助於你傾聽當下，呼吸，接受事情的原貌，放下並重拾耐性。

選擇賣場、銀行，或收費亭最多人排隊的行列。

側耳傾聽，即便你感到有壓力或快要窒息，都能為你指出一條道路。耐心等待並且用心聆聽。

緩慢的呼吸，把注意力放在你的不耐上。看著不耐的情緒隨著你的每次吐氣漸漸離去，接著平靜會取而代之。

提醒：崇敬
對你周遭世界裡被你忽略或視為理所當然的一切生靈（人、動物、植物）有所覺知，並培養對他們的崇敬之心。這深層的尊敬非常重要。當你發自內心敬重他人時，就等於你也發自內心的尊重自己。

13 ——
柔 軟 的 目 光

步行時帶著「柔軟的目光」，讓雙眼放鬆，不聚焦在任何事物上，
對一切保持覺知。一開始你可能會覺得這做起來不容易。多做練習
後，你就能像打開或關上開關一般掌控這個練習。這麼做正是不專
注在任何事上，卻也同時覺察著一切。

你一找到自己的自然節奏，就鎖定住，讓步行的節奏為呼吸找到節
奏，就像節拍器一樣。

為了能夠更深層的與你體內以及周遭的療癒元素連結，你或許時不
時得停下腳步，專心在呼吸上。

你愈能讓自己接觸到這些元素，就愈能被療癒，愈覺得神清氣爽。
試著做這練習五到二十分鐘。

提醒：尊敬
說自己愛誰並不夠，你同時也得對他們懷有尊敬之心。愛能生成恆久的幸福，
而那來自對所有生靈的至深敬意。它能幫助你透過尊敬之心而非恐懼之心，與
他人以及自然有所連結。要去愛你懼怕的事物幾乎是不可能的。

14 ———
在 電 腦 前

有時我們看起來總是離不開電腦、筆電、平板電腦,或是智慧型手機。

當你在開機、翻開筆電、收發訊息前,需要重新聚焦,並且更貼近人味時,請做三個正念呼吸。

坐在電腦前時,三不五時就停下來回到呼吸上,並注意自己坐著的狀態。

如果你感到有些緊繃,將脖子朝不同的方向動一動,把脊椎伸直,並且放鬆身體。做長且深的吸氣與吐氣。

在一連串工作的空檔中,都回到你的呼吸上。

你坐著或站著的時候都可以把身體往前彎,這麼做有助於恢復活力。

暫停,坐正,呼吸。聆聽,觀看,感受,嗅聞。你理當休息一下!

15 ———
海 底 輪 呼 吸 法

採取坐姿，呼吸時鼻進鼻出。

想像你從介於肛門與生殖器中間的海底輪將空氣吸入。

吸氣時，想像空氣往上流動到你的心臟。

吐氣時，想像空氣向下流動，與你即將吸入的氣會合。

你會覺知到，你正在做深層緩慢的呼吸。你或許會感到海底輪生出一股暖意或涼意。

在吐氣完成一個回合的呼吸，空氣再次進入身體時，對內在能量向上流動的感受保持覺知。

做這練習十到十五分鐘。

16 —————
貓 牛 式 伸 展

早晨、傍晚，或你的背部需要好好伸展時，貓牛式伸展是絕佳的選擇。這對脊椎來說是很好的暖身動作，並且有助於放鬆因久坐而緊繃的肌肉。

採四足跪姿。

將尾骨往下捲，接著像貓一樣輕輕的拱起背部，一邊吐氣。

接著吸氣，像牛一樣輕輕將頭跟尾骨往天花板的方向抬起。

反覆練習，呼吸與動作同步。

重複做十個回合。

17 ————
閉 氣

坐姿，眼睛閉上。

從鼻子深吸氣，讓肺部充滿。

閉氣，盡可能拉長時間。

接著從嘴巴溫和的吐氣，清空肺部的空氣，盡可能拉長時間。

練習這個呼吸法十分鐘。

回到正常的呼吸，並坐著不動。

接著，閉著眼睛站起來，讓身體保持放鬆沒有反抗。靜候約十分鐘，你會感受到一股推動身體的精微能量。

接著躺下，同樣保持雙眼閉上，安靜且平靜的躺十分鐘。

18 ————
照 顧 不 適 的 感 受

吸氣，保持覺知。吐氣，保持覺知。對你的全身保持覺知。

對你的身體微笑。對你身上感到疼痛或不適的部位有所覺察。歡迎它，帶著慈悲對它微笑。

對疼痛或不適的轉變，不論是增強或減弱，都有所覺知。

對位在疼痛或不適的中心所有的感受有所覺知，安住在當下。

專注在呼吸，並且接受你所需要的，釋放舊有的限制，棲息在圓滿之中，與你現下此刻所需的正向療癒特質有所連結。

大約練習十到二十分鐘。

19 ————
呼 吸 的 空 間

吸氣時，留意空氣從你的鼻子流入的動作。

做幾次長而緩慢的呼吸。

在空氣透過氣管往下送入肺部時，感受空氣那虛空寬廣的特質。

感受這股空間感往下流過組織以及你腹部的器官，充滿你下方的呼吸空間，肚臍以下的位置。

你也可以在中間的呼吸空間這麼做，也就是橫膈膜到肚臍的位置，或是上方的呼吸空間，頭部到橫膈膜的位置。

當你緩慢的吐氣時，允許任何緊繃與停滯的能量釋放，用吐氣將它們導出。持續專注在這些呼吸空間約十分鐘。

20 ————
沖 掉 呼 吸

用這個練習將你的全身與心智一起沖掉。

採舒適坐姿，閉上雙眼。

吸氣時數到二，腹部向外推，讓肺部最下方區域充滿空氣。

閉氣數到二，胸腔下方擴張。

吐氣數到六，讓肺部開始擴張。

閉氣數到四，胸腔上方充滿空氣，感覺咽喉與肩膀打開。

持續練習五到十分鐘。

提醒：儀式

試著把某件事想成是個儀式，對你正在進行的活動會起到正面的轉化效果。把時間留給你生命中微小卻神聖的儀式，這麼做有益於健康。比方說，你早晨要淋浴時，可以想想許多與水有關的神聖儀式。在淋浴時保持覺知，讓自己完全融入這個經驗。讓所有的不幸、罪過，以及成見跟著水一起被沖走。

練習隨想 memo

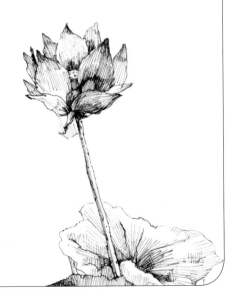

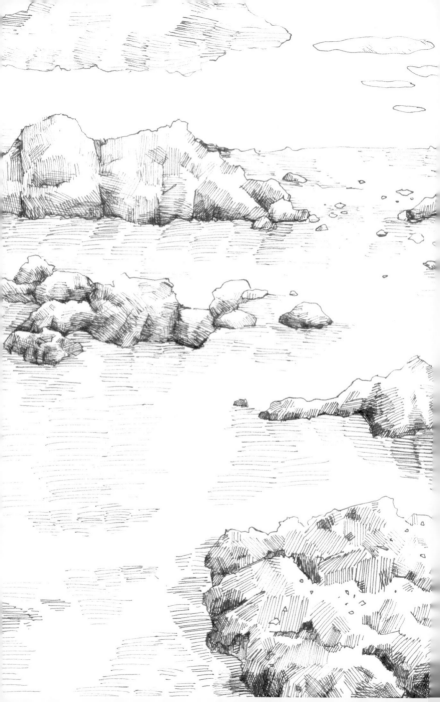

12

覺醒

01 ————

吸 氣 時 默 唸 「 嗡 」

從散步開始，最好在戶外獨自進行。

吸氣，在心中默唸「嗡」並數到二。

想像進到你體內的氧氣充滿了生命力量，並將氣鎖在嘴裡。

將空氣逼入雙頰，直到雙頰充滿鼓漲。持續將氣推入你的雙頰中，愈久愈好，但不要造成不適。

接著吐氣數到七。

感受你的專注力如何提升了，還有你有多專注在散步這件事上。

反覆練習十二次，或只要你喜歡，可以一直做到散步結束。

02 ————
深 深 往 下 沉

練習這個放鬆的姿勢五分鐘。舒服的仰躺在地板或床上,雙腿打開倒向兩邊,兩隻手臂放在身側,掌心朝上。

從鼻子吸氣,讓空氣充滿咽喉、胸腔,以及腹部。

吐氣時,用嘴巴或鼻子都行,讓身體沉沉掉入地面。你正在往地面融化,而你不帶任何觀察或意識。

放鬆你的雙眼以及臉上的皮膚,在吐氣時持續放鬆。

至少練習十分鐘。

提醒:品味

藉由學習如何臨在,如何覺醒,如何活在當下,你學會如何品味生命的每一滴況味。你或許發現你不想浪費時間囫圇吞下食物,或盯著一場糟透的電視節目(或任何會使你自己分心的事物),而是想好好品味這個當下,並盡你所能活出最圓滿、最有價值的人生。

03 ————
思 想 ， 呼 吸

舒服的坐在坐墊或椅子上，身體坐直，像是有根繩子將你往上拉。
這是靜坐的姿勢。

這裡的重點在於，注意每個進到你腦中的念頭，不帶批判，不帶懸
念，也不將它推開。接著回到呼吸。

注意到升起的思緒，回到呼吸上。

注意到升起的思緒，回到呼吸上。

注意到升起的思緒，回到呼吸上。

注意到升起的思緒，回到呼吸上。

注意到升起的思緒，回到呼吸上。

注意到升起的思緒，回到呼吸上。

注意到升起的思緒，回到呼吸上。

注意到升起的思緒，回到呼吸上。

注意到升起的思緒，回到呼吸上。

注意到升起的思緒，回到呼吸上。

重複十個回合之後，保持坐姿，並跟著你的呼吸。如果你覺得這個練習有效，只要你有時間，就繼續練習下去。

提醒：無私
一個無損於道德的人生，是通往滿足最可靠的途徑之一。體貼他人的善意，加上無私勇敢的行動，正是滿足以及幸福人生的基石。無私的微小作為讓你有機會好好實踐，也是活出慈悲人生的基礎。試著這麼做：先讓他人取其所需，盡能力所及將你被賜予的都分享出去，並且讓他人決定你要如何一同度過休閒的時光。

提醒：敏銳
冥想就是覺醒，變得感覺敏銳，會意，感知，活在每個當下的原始狀態中。吸氣，對一切保持敏銳，吐氣，對一切保持敏銳。在冥想之後，選定一個在一天當中被你視為理所當然的行動，將清晰的意念帶到那個活動上，並且認真的關注所有的細節。傾聽你的身體，對你心智的品質保持敏銳。全心全意的投入當下。

04 —————
站 立 呼 吸 法

採取站姿，用畫圈的方式轉動鬆開脖子，擺動雙手雙臂增加該部位的血流量，並且用骨盆畫圈。

接著閉上雙眼，雙手放在臀部上，做幾次深呼吸。

刻意挺直你的脊椎，接著從鼻子深吸氣，從脊椎底端往後仰，後腦勺靠向你的上背部。

稍微休息片刻。

將氣吐出，回到原來的站姿。

然後正常的做幾次呼吸。

再次向後仰，重複上述步驟五回。感受你的身體現在變得多挺多高。這時不僅你的身體會感到更強壯，你的心智也是一樣。

05 ————
循 環 呼 吸 法

某些演奏者在發出持續不間斷的音調時，會使用循環呼吸技巧。它的方式是透過鼻子吸氣，同時透過嘴巴將儲存在兩頰中的空氣往外推。

採取坐姿，連續流暢的呼吸，沒有任何中斷或暫停。

做這個練習時必須小心，練習時間不宜太長。

吸入的空氣會被直接吐出，中間沒有任何間斷，也不閉氣，吐氣時也是。

讓兩頰鼓漲，正常的呼吸，保持雙頰漲起。想像吹奏小號，比如路易斯‧阿姆斯壯，雙頰鼓漲的模樣。

接著鼓起雙頰，用上下唇做出一個小洞，讓空氣穿過小洞流出，同時透過鼻子正常的吸氣吐氣。藉由控制雙頰的肌肉，試著讓空氣流動三到五秒。

當氣從雙頰被擠出時，快速且深深的從鼻子吸氣。

在雙頰仍有些鼓漲時，開始從嘴巴吐氣。

肺部開始清空時，再次鼓起雙頰，快速且深深的從鼻子吸氣。

少量的空氣一被吸入時，閉起上下唇，並且「切換回」從肺部送出的空氣。

重複練習數次。你可以想像呼吸跟能量正在循環流動的樣子。這個呼吸練習非常適合會打呼的人來練習，因為它有助於強化肺部機能。

提醒：服務

不管是有意識還無意識的，我們每個人都在提供某種服務。當個無微不至的父母正是絕佳的例子。如果你能培養出專心提供服務的習慣，你想為他人服務的欲望就會愈變愈強，而你在把快樂散播到世界的同時，也會讓你感到快樂。

提醒：看見

像孩子似的帶著熱情去體驗一切事物，像是你第一次看到它們。你無須努力就能看見，因為人天生就具有觀看的能力。練習在看到所有東西時，都像是初次看到一樣。

06————
腹 式 呼 吸 法

坐下來冥想時，先觀察你的呼吸方式。你的呼吸是淺是深？長或是短？紊亂還是規律？

開始做這個練習時，請有意識的試著在呼吸時，盡量讓氣充飽你的腹部。

把氣深深緩慢的吸進腹部。

持續這樣呼吸五分鐘。

接著回到自然的呼吸。請經常做這個練習。

提醒：安靜

想想發願安靜一小段時間的意義 —— 比如一天或甚至半天。這是你個人的休息時間。考慮保有外內與內在的安靜一段時間，期間不受交談、心中的碎念，以及人際關係等動態所侵擾。你只與自己神交，只對自己發問。安靜是通往內在聖殿的起點。

07 ———————
放 鬆 ， 雙 臂 高 舉 過 頭

仰躺，雙腿打開。將雙手高舉過頭，雙手輕輕抱肘，在這個放鬆的姿勢練習五分鐘。

和緩的吸氣，稍微延長吸氣的長度，感受空氣自然流入你的胸腔上部。

兩到三分鐘後，換手讓剛才在下方的手臂在上。

結束這個練習時，你的心智與身體都會得到放鬆，接下來你可能會想坐著冥想。

提醒：簡單
比起複雜，簡單能帶來更多的快樂。簡單生活的喜悅，就來自於不受不必要的外物以及無盡的慾望所累。

08 ———————
問 與 答

首先，舒服的坐在墊子或椅子上。吸氣，保持覺知。吐氣，保持覺知。

自問你的思想、感受或認知，是正在讓你受苦或為你帶來安適。

探索這些思想、感受或認知的內容，讓它們的本質得以顯現。

自問是誰創造了這些思想、感受或認知。

回答這個問題，並且微笑。

自問這個念頭、感受或認知是否代表了你。

回答問題，並且微笑。

安住在當下。

坐著做這冥想練習五到十分鐘。

09 ———
嗅 聞

要改善你對生命的看法的簡單方式之一，就是去聞好聞的東西。

選個你會喜歡，帶有香氣的東西，比如玫瑰、桃子，或是剛出爐的派。

將它拿近鼻子，吸入香氣。

在你沉浸在香氣之中時，對嗅覺經驗的變化有所覺知。

在你吸入與呼出這個氣味時，對身體裡的感受保持警醒。

幾分鐘後，將這個東西拿開。

再過幾分鐘，把這個東西擺得更遠。

試著盡可能去聞到那個香氣，持續對呼吸保有覺知。

保持正念。讓你的嗅覺甦醒過來！

10———
改 變 焦 點

試著輕輕將你的覺知從某個焦點導向你的呼吸。

試著把注意力放在一個你注意的目標上，不論是實物（比如一根蠟燭），或是念頭（像是想吃零嘴）都可以，愈久愈好。

若想提升你的覺知力，你可以把注意力放在特定的一個目標上。

一旦你的注意力穩固了，就能擴展你的覺知。

做這個練習十到十五分鐘。

11 ————
呼 吸 觀 想 法 變 化 式

你可以做鼻孔呼吸法的另一個版本，用觀想的方式取代實際操作。這回你無須實際分別壓住跟放開兩側的鼻孔，只要直接想像你正在這麼做就好。

想像你正從身體的右側吸入空氣，氣從腳底一路往上流動到右邊鼻孔與頭顱。

吐氣時，想像氣從你頭顱的左側頂端一路往下從左腳出去。

接著從身體左側吸入空氣，再從身體右側把氣吐出去。

這就是呼吸觀想法變化式的一個完整練習回合。

做十到二十回合，接著回到自然呼吸約三分鐘，讓氣盡可能平均的在身體兩側流動。

12 ————
一 個 呼 吸 回 合

試著專心做一個完整的吸氣跟一個完整的吐氣。

做這個回合的呼吸時，保持心智敞開，並且停留在當下。放下你心中的想法，不去想接下來要去哪裡，或是要做什麼事。

接著，試著再做一個回合的呼吸，也許再多做一回。只要沒有不適，你可以盡量延長練習的時間。

當心思開始遊走，就回到呼吸上。這是培養專注力與正念很好的心智訓練練習。

提醒：技巧
若想擺脫笨拙的心智狀態，或是進入靈巧的心智狀態，我們無須特別做些什麼。沒有任何心智狀態能夠擾亂你的心，除非你允許它那麼做。沒有任何事值得你為之得意洋洋或感到沮喪。
這才是你想要達到的心智狀態：沒有懸念，不帶批判，無欲無求。如果沒有懸念、沒有批判，不去期待事情該是如何，你就能保持心智澄澈平衡，也不會做出笨拙的行動。

13 —————
準 備 下 廚

在你開始烹飪之前，儀式性的清洗與祝福你的雙手。

用三次深呼吸清空你的心智。

將那些你即將餵養的人放在心中，感受愛從你的心流動到食物上。

煮完之後，再次用三次深呼吸清空你的心智，接著再儀式性的將食物端上桌。

提醒：睡眠
餓了才吃，累了就睡。學會傾聽身體的節奏。就寢時，將每次睡眠都視為你最後一次入睡。讓心智與身體重新充飽電。起床時，就將床忘在身後。

14————
抬 起 天 空

這個呼吸練習有助於放鬆與集中注意力。

採取站姿，雙手放在身側，眼睛閉上。放鬆身體的任何緊繃。

從鼻子做幾次深呼吸，接著閉氣數到十，最後從鼻子吐氣。

吸氣，將雙手舉向天空，掌心朝上，止息數到十。

從嘴巴吐氣，開始用力的把雙手往上推，想像你正要抬起天空。

接著慢慢吸氣，將雙手放下，在氣快吸完時，再將雙手舉到與肩膀同高。

閉氣數到十，接著吐氣時再次將天空往上抬。

做五個回合的練習。

15 ─────
雜 務 處 理 呼 吸 法

嘗試練習處理雜務數息冥想法，來幫你欣賞目前正在進行的工作。
將這個呼吸法連結到你每天都得做的特定工作或雜事 ── 最好是
短時間內就能完成，而且是你不加思索就會自動完成的事。

一邊做事，一邊數息。

吐氣時數息，過程中不要試著控制呼吸的速度以及規律。

如果有思緒闖入，只要回到數息上，將吐氣的計數拉長。

光是藉由數息，你就能把一件毫無正念的瑣事，變成一件較為令人
興奮且有價值的事。

16 ————
工 作 處 理 呼 吸 法

當你覺得快沒頂時，做這個呼吸法有助快速將你抽離。

花幾秒鐘的時間放鬆，做深呼吸。

接受自己沒辦法一次把所有事情做好。你一次只能處理一件事。繼續深呼吸。

下定決心一次只處理一件事，腦子裡只想著那件事。結束深呼吸，改做自然的呼吸。

每當你的腦子開始想到其他待辦事項時，輕輕將它拉回手邊正在進行的事情上。專注在你的呼吸上，以便幫助你回到正在做的事情上。

現在帶著正念將注意力集中在那件事上。對任何與它相關的一切有所覺知，用所有的感官去感受它，包括視覺、嗅覺、觸覺等等。

平靜的看著自己完成這份工作。

接著再處理下一件。

17 ————
自 然 的 呼 吸

進到放鬆的姿勢，躺在地上或床上都行，雙腿打開倒向兩側，將雙手放在肚子上感受你的自然呼吸。做十分鐘。

把手放在肚子上，會讓你更能夠專注在腹部配合呼吸時的升起與下沉。這麼做更能在吐氣時感受到空氣清空，吸氣也可能會變得更順暢，因為你正注意到身體如何被空氣填滿。

你一開始觀察呼吸時，會注意到自己習慣性的呼吸方式。注意是哪些壓抑與限制定義了你慣常的呼吸方式。

接著進入自然呼吸，就像是你正躺在地上，看著浮雲掠過天際。

當你的身體進入平衡滿足的狀態，你會開始感受到深刻的放鬆。

至少做這練習十分鐘。

18 ———
呼 吸 入 眠 法

當你難以入眠,或在夜半醒來結果難以再入睡時,試著專注在呼吸上,以便再次入眠。

放鬆你的臉部,接著是舌頭與喉嚨。

專注在呼吸上,呼吸時一邊從一默數到十。吸氣數一,吐氣數二,吸氣數三,以此類推。

如果你仍醒著,就繼續數到十。

另一個練習方式是,吸氣時在心中默唸「入」,吐氣時默唸「睡」,直到你進入夢鄉。

19 ————
運 動 時 的 呼 吸 之 二

在運動或參賽時，時不時的做深呼吸能幫你再次集中注意力，有更好的表現。

比方說，你站在籃球罰球線上罰投時，先做三次深呼吸，放鬆後再投籃。

在高爾夫揮桿或推桿前，做三次深呼吸。

在你投出保齡球或擲出馬蹄鐵時，做三次深呼吸。

在你舉起槓鈴前，做三次深呼吸。

這個呼吸練習可以幫你進入狀況，這在參加運動比賽時是非常重要的。

20 ————
觀 呼 吸

確定自己沒有任何不適，接著閉上眼睛，把注意力集中在你的雙眼之間。

做幾次深且慢的呼吸。

接著把注意力放在呼吸上。

吸氣吐氣時，都保有覺知。

別去批判你的呼吸方式或試圖改變它。只單純觀照就好。

如果你的心思開始遊走，只要輕輕將它帶回到觀照你的呼吸上。

即使只做幾分鐘的練習，你也會感到放鬆，活力也回來了。

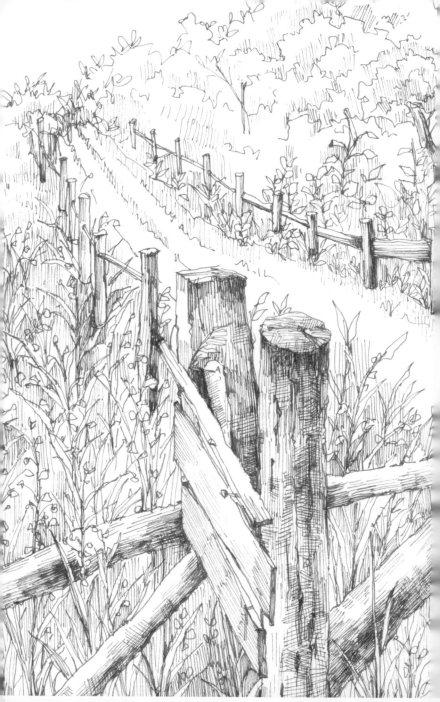

13

真 我

01 ————
完 整 自 然 的 呼 吸

採舒適坐姿，雙眼閉上。

從嘴巴吐氣開始這個練習。

接著深深從鼻子吸氣，然後閉氣一到兩秒。

快速用力吐氣，像吹熄蠟燭時一樣，接著長而慢的把氣吐光。

完全放鬆你的心智與身體。

重複做三次。

接著把氣深深吸入脊椎底端，先是充滿下肺部，再來是中肺部，最後才是上肺部。閉氣幾秒鐘。

慢慢吐氣，依序清空上肺部、中肺部、下肺部的空氣，輕輕將空氣擠壓出去。閉氣幾秒鐘。

持續練習五分鐘。

02 ————————
六 秒 呼 吸 法

研究顯示，每分鐘呼吸十次是最有益健康的呼吸率。大多數人的呼吸速度都太快，大約是每分鐘十五到二十次。壓力與情緒，比方說憤怒、哀傷與沮喪，都會影響呼吸的快慢。

放慢的呼吸主要能帶來的生理益處是，它能增加細胞的含氧量，帶來一連串的正面效果，包括為你帶來更多的能量，增加認知能力。

現在，就進入練習吧：

深吸氣兩秒。

閉氣一秒。

吐氣兩秒，緩慢且完全的清空肺部。

閉氣一秒，讓細胞充滿氧氣。

只要沒有不適，就盡量延長練習的時間。你可以將這樣的呼吸方式變成平常的呼吸模式。一旦你培養出慢慢深呼吸的習慣，而你的身體也記住這樣自然的呼吸，你就會自然而然以這樣的方式呼吸。

03 ──────
觀　察

將注意呼吸時的變化變成一種習慣，會成為處理壓力時很強大的工具。整個過程花不到二十秒，無形之中還可以幫助你操控呼吸。只要可以，每天隨時都提醒自己這麼做。

停下來。

注意你的呼吸。

做兩到三次緩慢的深呼吸。

接著回到你先前正在做的事情上。當你習慣一整天都做這個簡單的練習時，你的身體就會被訓練成能夠適當的呼吸，你也能享受它為健康帶來的好處。

04 ————————
覺 知 提 醒

你可以用創意的方式培養覺知,並利用呼吸這麼做。

為一天或一週找個提醒,每當你看見或聽見那個提醒時,就停下來注意你的呼吸,做三次慢且深的呼吸。

你可以在下列地方設個提醒:
電腦行事曆
手機,或手機中的其他提醒裝置
汽車儀表板
電子郵件的工作清單
鏡子
在布告欄上貼張紙條
冰箱
在電腦或廁所的鏡子上貼張便利貼

選擇時可以有創意,但也要切合實際。

每當你看到或聽見那個提醒,就做三次緩慢深沉的呼吸,再繼續手邊的工作。

05 ————
能 量 波

這個練習能消除緊繃，大大提升能量，坐在任何地方時都可以做這個練習。

慢慢的吸氣，逐步繃緊身上的肌肉，順序如下：
繃緊腳掌的肌肉
繃緊小腿
繃緊大腿
繃緊臀部
繃緊骨盆處的肌肉
繃緊胃部
繃緊手臂
繃緊胸部
繃緊頸部

將身體的這幾個部位分別繃緊幾秒鐘。

吐氣時，以相反的順序放鬆所有的肌肉：
放鬆頸部
放鬆胸部
放鬆手臂
放鬆胃部

放鬆骨盆周圍的肌肉

放鬆臀部

放鬆大腿

放鬆小腿

放鬆腳掌的肌肉

再重複做兩個完整的回合。

提醒：放慢速度
早晨醒來時，在起床前先做幾次緩慢、帶著正念的呼吸。在打開筆電或回電話之前，先做三個深呼吸。選擇最長的排隊人龍，接著慢慢的呼吸，對你的不耐有所覺知，並允許它消散。停止批評動作緩慢的服務員或顧客。把食物放入慢燉鍋中而非微波爐裡。一次只把注意力放在一件事上，而不是同時做好幾件事。在會議中，車子裡，或等著醫生為你看診時，做緩慢的深呼吸。就寢前讀本書或做做冥想。

提醒：獨處
真正的獨處是發生在心中，而且會令人感到愉快。沒有太多執著與渴望的人，就能在人群之中獨處。你可以放下想要占有與擁有的念頭。

06 ——————
驅 散 疼 痛 的 瀑 布 呼 吸 法

有時疼痛就像是一把火,疼痛的身體部位會感到火燒般的痛楚。能撲滅這把火的就是水了。

採舒適坐姿,雙眼閉上,放鬆身體。

吸氣時,觀想一道冰涼的瀑布注入你的腹部。

閉氣。

吐氣,讓想像中的瀑布流到疼痛著火的部位。

持續做這練習五分鐘,感覺火被冷水澆灌而逐漸熄滅。

提醒:靈性
過著有意義的靈性生活,代表了我們明白終究有一天會死去。在死亡真的來臨之前,與這個必然性和平共處,是很有用處的。全然的接受臣服,才能擁有真實的覺察與無畏。

07 ————

可 愛 的 畫 面

生命中總有壓力大到讓人只想逃走的時刻,但你無須真的逃到哪去,因為你可以遁入自己的內心。

閉上雙眼,想像你找到一處最寧靜、最美麗的處所,甚至是你還未造訪過的地方。

觀想那兒的太陽、天空、風、水,以及土地是什麼模樣。

吸氣,將所有感官專注在這些細節上。你看到了麼?聽到了什麼?聞到了什麼?觸摸到什麼?

吐氣,放鬆進入更加愉悅的身心狀態。

吸氣時,把注意力放在你看見、聽見、聞到,以及觸摸到什麼的細節上,吐氣時則專注在身體與心智的放鬆。

持續練習十到二十分鐘。

08 ─────
釋 放 壓 力

壓力會在心中不停累積，直到你覺得自己就要爆炸了。這個呼吸練習可以健康的幫助你釋放逐漸上升的壓力。

先用嘴巴吐氣。

接著用鼻子或嘴巴慢慢吸氣，將肺臟從底到頂端充滿空氣。

吐氣慢慢數到十，噘起上下唇，讓雙頰鼓漲。

反覆練習五分鐘，或直到你感覺壓力釋放、焦慮降低。

提醒：力量
你能夠藉由冥想強化已存在你心智中的觀點，就像是透過體能訓練來鍛鍊肌肉。正念與覺知能給予你的心力量，讓它能夠單純的處在當下。

09 ————
療 癒 呼 吸 法

仰躺,閉上眼睛。

吸氣,觀想空氣從你的頭頂進入,一直流到胃部底端。

將那口氣鎖在胃中,像是鎖住一顆能量球。

吐氣,想像那口氣像是水一般從胃部一路往下流,從腳掌離開,接著閉氣一會兒。

反覆練習三個回合。接著做三個變化式,各三個回合。

吸氣。閉氣。吐氣,觀想那口氣像水一般從胃部往上流過你的脊椎,來到手臂再往下流,最後從雙手的掌心流出。

吸氣。閉氣。吐氣,觀想那口氣如水一般從胃部往上流過你的脊椎,再往上流到頭部,最後從雙眼出去。

吸氣。閉氣。吐氣,讓那口氣滲透全身,再從你的皮膚流出去。

你得做完十二次的觀想才算完成這個練習。

10 ————
運 動 時 的 呼 吸 之 三

這個三段式呼吸法很適合用於從事散步、騎單車、游泳、跑步、健行，以及其他動作有重複性的運動。經過練習之後，你就能把這樣的呼吸系統融入到運動中。你會發現，運動時採取較慢較深的呼吸方式，有助於提升耐力與能量。

吸氣數到二。

閉氣數到二。

吐氣數到四。

你可以改變數數的長度，只要你能夠維持住那個韻律，也覺得那樣的順序做起來自然即可。如果你心思渙散或忘了數到哪裡，只要輕輕把心智拉回呼吸就好。

提醒：品味
你開始進食時，先把注意力放在食物的味道上。緩慢且帶著正念的進食，並且享受品嘗你的食物。你可能慣於狼吞虎嚥，或沒有耐性攝取足夠的食物。留心用餐時的急躁，並且放慢速度。偶爾停下來，放下手中的食器，雙手交握，閉上雙眼。好好用心的品嘗食物。

11 ————
太 極 呼 吸

太極是將心智專注在身體移動的形式，將人帶到內心平靜清晰的狀態。幾乎所有太極動作都是開與闔的交替，最好是上課並跟隨老師學習，或是看教學影片。以下是太極的大概：

當你雙手分開，或是跨出步伐，這是個開的動作。

當你雙手相互靠近或放下，或是腳步回來，這是闔。

吸氣時，你正在吸收生命能量和儲存能量。

吐氣時，你正在送出能量或力量。

吸氣時，隨著氣息，感到頭頂連天。

吐氣時，感到有根「絲線」將你往下拉向大地。

練習太極呼吸時，用鼻子吸氣與吐氣。

目標是長而持續的呼吸，不間斷，就像一個圓。

將氣吸到腹部，從腹部吐氣，按摩體內的器官。

關注呼吸可以打破慣性模式，讓人吸入更多新鮮空氣，呼吸更順暢平和。

別將這種放鬆順暢的呼吸局限於太極練習。這對整天進行的任何活動都有幫助。

每次呼吸都是個新的練習機會。

提醒：思緒

承認你的思緒，不要否定它。控制思緒可能限制了你的創造力和溝通能力。讓你的思緒保持輕盈與趣味，但不要讓思緒凌駕你。幫助思緒往前走，正確的思緒也代表了從善意出發，拒絕從殘忍惡意、貪婪卑劣的角度思考。你所想的就代表你這個人。

提醒：寬容

給我們帶來麻煩的人，也給了我們實踐寬容的好機會。對付仇恨的萬靈丹就是寬容。寬容讓人不致因受到傷害而憤怒行事。寬容能保護你，不被仇恨宰制。

12 ————

日 升 呼 吸 法

採取站姿，雙腳稍微分開，手臂落在身體兩側。

深吸氣，下巴靠近胸口，拉緊你的脖子和肩膀，同時將雙手抬到胸前，掌心向上，指尖幾乎相觸。

吐氣時，手心向下，慢慢往下推，直到手臂推直，手掌來到鼠蹊位置，平行於地面，保持指尖幾乎相觸。

重複吸氣動作，但這次將手指往上稍微落在頭的後方，身體也稍微後傾，下背與臀部緊繃，眼睛看向天空。

吐氣時回到原來站姿，慢慢放下手臂，回到起始位置，落在身體兩側，放鬆。

重複練習三回合。

13 ————
放 下 沮 喪

採取躺姿或是舒服的坐在椅子上。

雙手高舉，做個深呼吸。

閉氣，緊緊握拳，繃緊手臂肌肉。

慢慢吐氣，手臂緊繃，雙拳來到胸口位置。

重複數次。

然後，手臂在胸前交叉，手指碰到肩膀下方的上胸部位，手腕在胸口中間交叉。

下巴靠近胸口，很快的從鼻子短短吸氣四次，不要吐氣。

閉氣幾秒鐘。

用嘴慢慢吐氣。

重複這個練習，持續兩到三分鐘。

14——
生 命 能 量 呼 吸 法

氣就是生命能量，也是一切能量背後的動力。

採取坐姿，脊背伸直，閉上眼睛，從鼻子呼吸。

雙手合十高舉過頭。

從鼻子深吸氣，睜開雙眼，眼珠睜大吸收光線，觀想能量從頭頂、臉部，以及耳朵進入身體。

當肺部充滿，屏住呼吸。閉上雙眼，專注於眉心之間的點，觀想一道耀眼光芒，以自己覺得舒適的程度閉氣。

吐氣，看著光芒消散，化為能量，灌溉在你身上。

這個練習可做一到十次。

15 ————
逆 向 計 數 之 二

採取舒適坐姿，從鼻子呼吸。

吸氣：四、三、二、一。

呼氣：四、三、二、一。

吸氣：三、二、一。

呼氣：三、二、一。

吸氣：二、一。

呼氣：二、一。

練習十個回合，觀察自己是否感到更平靜。

提醒：觸感
如果你在練習行禪，對每個腳步的觸感保持覺知。對腳踩在人行道、草地，或步道上的感受，保持覺知。然後伸出手，溫柔且非常敏銳的撫觸某個物體。體會觸摸的力量。享受感官的覺醒。

16 ————
增 加 氣 的 流 動

想提升整個身體的氣（能量）的流動，可以做這個練習。這應該感覺像是身體裡有汽水的氣泡在震動。

採取坐姿，用鼻子呼吸。

吸氣數到八，鼻子吐氣，數到八。

吸氣數到八，觀想氣（生命能量）化為一道明亮的光，流進你身體。

閉氣數到四，觀想氣在全身循環。

吐氣數到八，看到負面能量離開身體。

依照你的需要，重複這個流程。

提醒：寧靜
真正的快樂帶來寧靜。心智平靜下來後，自然變得更集中；而注意力深化之後，你就能開始訓練心智，進入完全的專注。在寧靜中休息，讓你更平靜、滿足、快樂。你的平靜核心就是你的依靠。

17 ————
延 長 呼 氣

採取舒適坐姿，從鼻子呼吸，吸氣與吐氣間不要暫停。

吐氣六秒鐘。

吸氣三秒鐘。

每個長吐氣中，感覺壓力離開身體。

練習一到三分鐘。另外，你也可以吐氣四秒，吸氣兩秒鐘。

提醒：信任

講到信任，沒有比「寧靜禱文」（Serenity Prayer）說得更好的了：「主啊，求祢賜給我寧靜的心，去接受我不能改變的事；賜我勇氣，去改變我所能改變的一切；並賜我智慧，去分辨兩者的不同。認真去過每一天；享受生命的每一時刻；迎接艱難，作為進入平安的途徑；按照主的方式，面對這不是我想要的罪惡世界；堅信主會使正義彰顯，一切更新；只要我順服祢的旨意，今生我得蒙受足夠的喜樂；來生與主同享永世的歡愉。阿門。」

18 ————
單 邊 鼻 孔 呼 吸

早上的時候，採取坐姿，用鼻孔呼吸。

用右手無名指和小指按住左鼻孔。

從右鼻孔深吸氣，數到四，吐氣數到八。

重複十次。

晚上時，採取坐姿，用鼻子呼吸。

用右拇指按住右鼻孔。

從左鼻孔深吸氣數到四，吐氣數到八。

練習十個回合，這個練習能幫你打開呼吸道，讓呼吸更通暢。

19 ————
平 行 氣 呼 吸 法

平行氣（samana）是生命能量的一種，負責萃取氧氣，輸送到細胞。平行氣將能量從外圍帶進體內，集中到身體的中心，控制身體消化食物及吸收氧氣的能力，還有感官體驗和智力刺激。如果平行氣是健康的，我們就享有健全的消化力、活力飽滿，各個層面都得到平衡。

採取舒適坐姿，雙腿交叉。坐在戶外也可以。從鼻子呼吸，閉上雙眼。

從鼻子深吸氣，將氣息送到腹部。

閉氣，觀想平行氣的能量位於太陽神經叢的位置，也就是肚臍後方，像個多彩的螺旋，往內旋轉。

慢慢從鼻子吐氣，觀想太陽神經叢後方有個能量泉源，你能從中汲取養分，滋養身體、心智和靈性。

重複練習三到五次。

20————
大 休 息 ， 最 後 的 放 鬆 姿 勢

太陽正在西沉。
放鬆，靜默。
採取躺姿，雙腿放鬆，重量交給大地。
手臂輕鬆放在身體兩側，掌心向上。

腹部和骨盆隨著呼吸上升和下降，像是溫柔的海浪拍打岸邊。
太陽神經叢（腹部）的火輕柔發光，像是夕陽一般。
呼吸盡量深入，盡量簡單，像是暮色中飄浮的雲朵。
心智柔軟，融入無限的空間。
放下。

感受到大地的脈搏。
成為這個脈動。成為大地。
隨著呼吸聲滑行。
成為呼吸。

放鬆額頭皮膚。
感受臉部皮膚，感受皮膚毛孔。
放鬆眼睛，放鬆嘴角，讓舌根柔軟。
感受呼吸通過鼻子的柔軟組織。
放鬆喉嚨。

放鬆胸部。

感受呼吸起伏的波浪。
感受心臟的跳動。
放鬆你的肩膀。
放下你的手臂。
讓手指柔軟。
呼吸。
簡單的吸氣。簡單的吐氣。

放鬆你的骨盆。
感受你的雙腿和雙腳融入大地。
毫不費力。
沒有限制。
完全臣服。
讓你的光，映照我的光。

提醒：禪
有個類似禪的概念是，穿他人的鞋，走上一公里。只要你發現自己在區分「我們」跟「他們」，或是生出批判，這時請花點時間，把自己放在他人的位置。推己及人，這能改變你的觀點，幫你找到寬容，甚至慈悲，對待那些你不了解的人。

情境練習索引

書中所教的二六○種呼吸法，都有提升專注力、正念、健康、靜心、療癒等功效。
以下特別列出適合十六種情境的練習，方便讀者查詢利用：
①工作時；②用餐時；③休閒時；④行走通勤時；⑤疼痛不適時；⑥做家事時；
⑦培養正念；⑧處理負面情緒；⑨焦慮、緊張、壓力時；⑩發聲呼吸練習；⑪微笑
練習；⑫慈悲練習；⑬感官訓練；⑭瑜伽、禪學相關；⑮運動時；⑯睡眠前後。

商周養生館 53

每一天的呼吸冥想練習

作　　　者／芭芭拉·安·姬芙（Barbara Ann Kipfer）
譯　　　者／張怡沁
企 畫 選 書／羅珮芳
責 任 編 輯／羅珮芳

版　　　權／吳亭儀、江欣瑜
行 銷 業 務／周佑潔、黃崇華、賴玉嵐
總 編 輯／黃靖卉
總 經 理／彭之琬
事業群總經理／黃淑貞
發 行 人／何飛鵬
法 律 顧 問／元禾法律事務所王子文律師
出　　　版／商周出版
　　　　　　台北市104民生東路二段141號9樓
　　　　　　電話：(02) 25007008　傳真：(02)25007759
　　　　　　E-mail：bwp.service@cite.com.tw
發　　　行／英屬蓋曼群島商家庭傳媒股份有限公司城邦分公司
　　　　　　台北市中山區民生東路二段141號2樓
　　　　　　書虫客服服務專線：02-25007718；25007719
　　　　　　服務時間：週一至週五上午09:30-12:00；下午13:30-17:00
　　　　　　24小時傳真專線：02-25001990；25001991
　　　　　　劃撥帳號：19863813；戶名：書虫股份有限公司
　　　　　　讀者服務信箱：service@readingclub.com.tw
　　　　　　城邦讀書花園：www.cite.com.tw
香港發行所／城邦（香港）出版集團
　　　　　　香港灣仔駱克道193號東超商業中心1F E-mail：hkcite@biznetvigator.com
　　　　　　電話：(852) 25086231　傳真：(852) 25789337
馬新發行所／城邦（馬新）出版集團【Cite (M) Sdn Bhd】
　　　　　　41, Jalan Radin Anum, Bandar Baru Sri Petaling,
　　　　　　57000 Kuala Lumpur, Malaysia.
　　　　　　電話：(603) 90563833　傳真：(603) 90576622
　　　　　　Email: service@cite.com.my

封 面 設 計／廖韡
版 型 插 畫／廖韡
內 頁 排 版／立全電腦印前排版有限公司
印　　　刷／韋懋實業有限公司

■2015年10月8日初版
■2023年3月7日初版2.8刷
定價340元

Printed in Taiwan

國家圖書館出版品預行編目（CIP）資料

每一天的呼吸冥想練習：紓解壓力，重拾健康、正念
與寧靜／芭芭拉·安·姬芙（Barbara Ann Kipfer）著；
張怡沁譯. -- 初版. -- 臺北市：商周出版：家庭傳媒城
邦分公司發行, 2015.10
　面；　公分. --（商周養生館；53）
譯自：Breath perception : a daily guide to stress relief,
mindfulness, and inner peace

ISBN 978-986-272-879-6(平裝)

1.呼吸法 2.健康法

411.12　　　　　　　　　　　　　　　104017326

城邦讀書花園
www.cite.com.tw

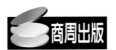

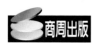 商周出版

讀者回函卡

★ 感謝您購買《每一天的呼吸冥想練習》，凡於 2015/11/30 前填妥此回函寄回（郵戳為憑，傳真或影印無效），就有機會抽中「LiveGreen 冷壓蔬果汁禮盒」（一組 6 瓶，市價 1650 元）共 10 組。

不定期好禮相贈
立即加入：商周
Facebook 粉絲

★ 請填入真實姓名、電話、地址、Email 以利抽獎公布與通知。得獎名單將於 2015/12/7 公布於商周出版部落格（http://bwp25007008.pixnet.net/blog）與 Facebook 粉絲團。

★ 確認獲獎名單後，LiveGreen 將於 12/14 前主動聯繫得獎者並寄出獎品。寄送地區僅限台、澎、金、馬，海外地區恕無法參加此活動。
LiveGreen 網站：http://www.livegreen.com.tw/index.html。

姓名：＿＿＿＿＿＿＿＿＿＿＿＿＿＿＿＿＿＿＿＿＿＿ 性別：□男 □女

生日：西元＿＿＿＿＿＿年＿＿＿＿＿＿月＿＿＿＿＿＿日

地址：＿＿＿＿＿＿＿＿＿＿＿＿＿＿＿＿＿＿＿＿＿＿＿＿＿＿＿＿＿＿

聯絡電話：＿＿＿＿＿＿＿＿＿＿＿＿ 傳真：＿＿＿＿＿＿＿＿＿＿＿

E-mail：

學歷：□ 1. 小學 □ 2. 國中 □ 3. 高中 □ 4. 大學 □ 5. 研究所以上

職業：□ 1. 學生 □ 2. 軍公教 □ 3. 服務 □ 4. 金融 □ 5. 製造 □ 6. 資訊

　　　□ 7. 傳播 □ 8. 自由業 □ 9. 農漁牧 □ 10. 家管 □ 11. 退休

　　　□ 12. 其他＿＿＿＿＿＿＿＿＿＿＿＿＿＿＿＿＿＿＿＿

您從何種方式得知本書消息？

　　　□ 1. 書店 □ 2. 網路 □ 3. 報紙 □ 4. 雜誌 □ 5. 廣播 □ 6. 電視

　　　□ 7. 親友推薦 □ 8. 其他＿＿＿＿＿＿＿＿＿＿＿＿＿＿＿＿＿＿

您通常以何種方式購書？

　　　□ 1. 書店 □ 2. 網路 □ 3. 傳真訂購 □ 4. 郵局劃撥 □ 5. 其他＿＿＿＿

您喜歡閱讀那些類別的書籍？

　　　□ 1. 財經商業 □ 2. 自然科學 □ 3. 歷史 □ 4. 法律 □ 5. 文學

　　　□ 6. 休閒旅遊 □ 7. 小說 □ 8. 人物傳記 □ 9. 生活、勵志 □ 10. 其他

對我們的建議：＿＿＿＿＿＿＿＿＿＿＿＿＿＿＿＿＿＿＿＿＿＿＿＿＿＿

＿＿＿＿＿＿＿＿＿＿＿＿＿＿＿＿＿＿＿＿＿＿＿＿＿＿＿＿＿＿＿＿＿

＿＿＿＿＿＿＿＿＿＿＿＿＿＿＿＿＿＿＿＿＿＿＿＿＿＿＿＿＿＿＿＿＿

請於此處用膠水黏貼